W0040723

John Croft

Heilkraft aus dem Meer

Die Muschel, die hilft

 Hädecke Verlag

Dieses Buch handelt von den Ozeanen und der Behandlung der Arthritis. Es befaßt sich vor allem mit dem Extrakt der grünlippigen Muschel Neuseelands, der sich bei der Behandlung arthritischer Symptome als besonders wirkungsvoll erwiesen hat.

Inhalt

Vorwort

Wenn in der Zukunft Stoffe aus dem Meer viele ernste und schwächende Krankheiten wirkungsvoll bekämpfen werden, wird man sich mit Interesse daran erinnern, daß eines der ersten Mittel dieser Art der Extrakt der neuseeländischen grünlippigen Muschel war.

Es ist keineswegs abwegig, auf Heilmittel aus dem Meer für Krankheiten wie Multiple Sklerose, AIDS und Krebs zu hoffen. Wer daran zweifelt, sollte bedenken, daß sich etwa 80 Prozent der biologischen Produktivität auf der Welt im Meer abspielen und daß es dort eine viel größere Vielfalt an Lebensformen gibt als an Land. Angesichts der Tatsache, daß heute viele Medikamente aus den Urwäldern stammen, ist es schon rein rechnerisch einleuchtend, daß die Meere und Ozeane potentiell noch viel mehr zu bieten haben. Therapeutische Substanzen aus Meerespflanzen oder -tieren sind in medizinischer Hinsicht oft sehr wirksam und (in ihren medizinischen Eigenschaften) höchst selektiv. Dies kann bei der Behandlung klinischer Erkrankungen ein wertvoller Vorteil sein.

20 Jahre Forschungsarbeit und vielfältige Erfahrungen mit dem neuseeländischen Muschelextrakt flossen in dieses Buch ein. Der Extrakt wurde erstmals Anfang der siebziger Jahre von Arthritispatienten in Neuseeland angewendet. Damals stieß diese Behandlung bei den Medizinern auf große Skepsis und Widerstand, doch heute wird das Produkt aufgrund seines Erfolgs weltweit angewendet. Es wird von Ärzten befürwortet und eingesetzt, und die Forschung wurde mit staatlichen Geldmitteln unterstützt. Dank dieser zusätzlichen Studien konnte inzwischen der aktive Wirkstoff des Muschelextrakts identifiziert werden. Zur Zeit wird ein neues Produkt entwickelt, bei dem der Bestandteil der grünlippigen Muschel Neuseelands isoliert werden soll, der das aktive Mittel enthält.

Dieses neue Produkt wird besser wirken und geruchs- und geschmacklos sein. Außerdem kann es von Menschen verwendet werden, die den Muschelextrakt in seiner jetzigen Form aufgrund einer Schalentierallergie nicht einnehmen können. Diese aufregende neue Entdeckung wird es hoffentlich noch viel mehr Menschen ermöglichen, die Eigenschaften der grünlippigen Muschel zu nutzen. Der zur Zeit verwendete Muschelextrakt wird weiterhin produziert, da er von vielen Menschen zur vollen Zufriedenheit eingenommen und auch bei Tieren eingesetzt wird.

Obwohl heute einige medikamentöse Therapien, die ursprünglich genehmigt worden waren, wegen ihrer manchmal tödlichen Nebenwirkungen aufgegeben werden mußten, sollten sich Menschen, die an Arthritis leiden, nicht entmutigen lassen. Denn es gibt sichere und effektive Behandlungsmethoden – wie die in diesem Buch beschriebenen.

J. E. Croft   Auckland, Neuseeland, 1995

Einführung

Heilmittel aus dem Meer und ihr Gehalt an medizinischen Wirkstoffen sind eigentlich nichts Neues. Seit Jahrhunderten werden Rohextrakte aus Meerespflanzen und -tieren zur Behandlung von Krankheiten   eingesetzt.

Doch erst Anfang der sechziger Jahre, lange nach Beginn der Raumfahrt, widmete sich die Forschung ernsthaft der Untersuchung des Meeres, auf der Suche nach Substanzen mit pharmakologisch aktiven Eigenschaften. Dabei entdeckte man die entzündungshemmende Wirkung eines aus der neuseeländischen Muschel gewonnenen Extrakts. Die folgenden Forschungen und der anschließende Erfolg des Produkts, das der Allgemeinheit in Neuseeland erstmals 1974 zur Verfügung stand, bilden die Grundlage dieses Buches.

Einer der wichtigsten Faktoren bei der Frage nach dem Wert natürlicher Substanzen in medizinischer Hinsicht ist ihre Verwendung bei alten Zivilisationen oder sogenannten »primitiven« Stämmen, die noch isoliert von der modernen Gesellschaft leben. Denn diese Substanzen werden fast ausschließlich aufgrund von Erfahrungen verwendet, in einigen Fällen sogar bis heute.

Da dabei weder finanzieller Gewinn, wissenschaftliches Prestige oder politischer oder kommerzieller Druck eine Rolle spielen, ist ihre Wirksamkeit der einzig mögliche Grund für die Verwendung derartiger Mittel. Leider kann man das von einigen der modernen, synthetisch hergestellten Mitteln, die heute eingesetzt werden, nicht behaupten.

Viele Medikamente alter Volksstämme wurden genau analysiert, um das biologisch aktive Molekül zu finden, das ihren medizinischen Wert ausmachte. Anschließend stellte man »aktive‹ Moleküle synthetisch her, um sie in modernen Medikamenten zu verwenden. Einige Naturheilmittel lassen sich jedoch nicht synthetisch herstellen, weil die Molekularstruktur dafür oft zu komplex ist und es unwirtschaftlich wäre. In anderen Fällen hat sich das »aktive« Molekül als zu instabil erwiesen, wenn es von der Elternsubstanz isoliert wurde. Dies traf bisher auch auf den Extrakt der grünlippigen Muschel zu. Neuere Untersuchungen konnten jedoch die biologisch aktive Substanz, die für die wohltuenden Eigenschaften des Extrakts bei der Behandlung von arthritischen Symptomen verantwortlich ist, identifizieren. Jetzt kann man wahrscheinlich herausfinden, wie das natürliche Produkt wirkt.

Einem erfolgreichen Produkt folgen immer Imitate. Doch der Muschelextrakt, um den es in diesem Buch geht, wird in einem einzigartigen Prozeß hergestellt, in dem die biologisch aktiven Moleküle in dieser aktiven Form bewahrt werden, so daß man Imitate durch eine Laboranalyse leicht von ihnen unterscheiden kann.

Dieses Buch basiert auf Erkenntnissen, die über einen Zeitraum von 20 Jahren gewonnen wurden. Einige dieser Informationen sind Ergebnisse wissenschaftlicher und klinischer Untersuchungen in Forschungszentren von Paris bis Melbourne, andere beruhen auf den Erfahrungsberichten von Menschen in der ganzen Welt, die die vorteilhafte Wirkung des Muschelextrakts erlebt haben.

Schließlich fragen Sie sich vielleicht, warum sich ein Buch mit dem Extrakt aus einer neuseeländischen Muschel beschäftigt. Dafür gibt es zwei Gründe.

Erstens: Möglicherweise ist dies das erste Mal in der Geschichte, daß im Meer eine Substanz (aktiv) gezüchtet wurde, um eine so weitverbreitete und ernste Krankheit zu behandeln. Dazu müssen bei der Zucht im Meer, bei der Kontrolle der Wasserverschmutzung, bei der Weiterverarbeitung in Fabriken und bei Untersuchungen in Kliniken und Labors natürliche biologische Kreisläufe angewendet und überwacht werden. Der zweite Grund hängt damit zusammen, daß der Autor oft gebeten wurde, über dieses Thema zu sprechen, wobei die Reaktion immer lautete: »Was für eine faszinierende Geschichte. Warum schreiben Sie kein Buch darüber?« Es lohnt sich also, die Geschichte zu erzählen.

Anmerkung: Der Autor möchte darauf hinweisen, daß sich die Informationen in diesem Buch nur auf den neuseeländischen Muschelextrakt beziehen, der Gegenstand aller hier veröffentlichten Untersuchungen war. Es wird keine Verantwortung für Imitatprodukte übernommen, von denen behauptet wird, daß sie aus derselben Substanz bestehen.

1
Das Meer

In diesem Kapitel geht es um die Natur und die Zusammensetzung des Meeres, wie man es nutzen kann und welchen Wert es als Quelle für Medikamente und Heilmittel hat. Da das Meer etwa drei Viertel der Oberfläche unseres Planeten einnimmt, viel mehr und vielfältigere biologische Lebensformen als die Landmasse aufweist und die Umweltbedingungen so reguliert, daß menschliches Leben möglich ist, kann man davon ausgehen, daß es auch eine wertvolle Quelle für medizinische Substanzen darstellt.

Dies ist keineswegs aus der Luft gegriffen, denn das Meer enthält alle Formen und Kombinationen von Elementen und Zusammensetzungen, die für die Behandlung von Krankheiten erforderlich sind. Einige therapeutische Eigenschaften des Meeres sind seit biblischen Zeiten bekannt und wurden und werden immer noch eingesetzt. Andere müssen noch entdeckt werden, und einige, die wir bereits kennen, können wir noch nicht isolieren und identifizieren.

Statistisch interessierte Leser wird es beeindrucken, daß die Meere so tief sind, daß man die gesamte Landmasse der Erde darin unterbringen könnte. Die Weltmeere nehmen eine Fläche von 362,03 Millionen km^2 bei einem Inhalt von 1349,93 Millionen km^3 ein!

Im Meer ist die biologische Produktivität viel größer als an Land. Dies mag unglaublich klingen, wenn man an die Produktivität der tropischen Regenwälder des Amazonasbeckens oder an den afrikanischen Urwald denkt. Das Ganze wird leichter verständlich, wenn man es in die richtige Perspektive rückt. Die Urwälder und Regenwälder bedecken nur einen sehr kleinen Teil der Landfläche, wesentlich mehr Raum nehmen Wüsten, Berge und die Beton- und Steinbauten der Menschen ein. Tatsächlich spielen sich etwa 80 Prozent der biologischen Produktivität der Erde im Meer ab.

Es gibt nicht nur mehr Leben im Meer, sondern auch die Vielfalt der Lebensformen ist größer, und zwar sowohl bei Pflanzen als auch bei Tieren. Am einfachsten versteht man dies vielleicht, wenn man sich ein paar Tropfen Meerwasser bei 50facher Vergrößerung unter dem Mikroskop anschaut. Einige der Lebensformen, die man entdecken kann, erinnern an winzige Dinosaurier, andere sehen aus wie wunderschöne dreidimensionale Kunstwerke. Sie sind nur eine winzige Kostprobe der Tiere und Pflanzen im Plankton des Meeres. Die bei weitem größte Produktion im Meer spielt sich in den flachen Küstengewässern ab. Dort bietet die Umgebung vielen Arten Lebensraum, und die Nährwerte des Wassers sind hier im allgemeinen höher als in den Tiefen der Ozeane. Das Leben ist im Meer zwischen tropischen und kälteren Gewässern unterschiedlich verteilt. In den tropischen Regionen gibt es eine große Vielfalt von Arten, die jedoch nur in kleinen Populationen vorkommen, während in kälteren Gewässern sehr große Populationen vertreten sind, bei denen sich aber nur wenige Arten unterscheiden lassen.

Da das Meer ein so riesiges Volumen hat und den Großteil der Erdoberfläche einnimmt, ist sein Einfluß auf die Bedingungen unserer Atmosphäre sehr groß. Menschliches Leben könnte auf der Erde nicht existieren, wenn die Ozeane nicht einen mildernden Einfluß auf die Oberflächentemperaturen ausübten. Außerdem ist der Austausch von Gasen wie Sauerstoff und Kohlendioxid zwischen Meer und Atmosphäre ein wichtiger Faktor bei der Aufrechterhaltung des globalen Gleichgewichts der Atmosphäre, das nötig ist, um pflanzliche und tierische Lebensformen zu unterstützen.

Schließlich enden die meisten tierischen Abfallprodukte (auch die des Menschen) im Meer, wo sie im allgemeinen unschädlich gemacht oder genutzt werden. Diese sehr allgemein gehaltene Aussage trifft sicherlich nicht auf alle Abfallprodukte der Menschen zu. Die Meeresverschmutzung wird uns in diesem Kapitel noch beschäftigen, ebenso in Kapitel 6.

Das Meer kann menschliches Leben unterstützen. Dies wurde immer wieder durch Überlebende von Schiffsunglücken bewiesen, die viele Wochen ohne Nahrungs- oder Wasservorräte überlebten. Indem sie das in den Augen von Meeresschildkröten enthaltene Süßwasser tranken oder auf primitive Art mit Hilfe der Sonnenwärme Süßwasser aus Salzwasser destillierten, konnten sie den Flüssigkeitsgehalt des menschlichen Körpers aufrechterhalten. Algen lieferten genug Nährstoffe, um zu überleben. Das soll nicht heißen, daß es wünschenswert wäre, nur vom Meer zu leben, aber zumindest kann das Meer menschliches Leben ermöglichen.

Die Zusammensetzung der Meere

Abgesehen von den unmittelbaren Einflüssen der Land- oder Eismasse weisen die Meere eine recht gleichförmige und beständige Zusammensetzung auf. An einigen Stellen beeinflussen regionale Gegebenheiten die Zusammensetzung des Meerwassers, wie zum Beispiel im Südatlantik vor der Nordostküste Brasiliens, wo der Süßwasserzufluß aus dem Amazonas noch in 300 Kilometer Entfernung von der Küste im Meer nachweisbar ist. Ein weiteres Beispiel für die Süßwasserverwässerung finden wir dort, wo große Eismassen schmelzen. Derartige Einflüsse führen zur Schichtung der Wassersäule, wobei das Wasser mit zunehmender Tiefe immer salzhaltiger wird. Genau umgekehrt ist es in einigen Äquatorregionen, wo die Verdunstung an der Wasseroberfläche zu einer Zunahme des Salzgehalts führt.

Die Bewegungen von Erde, Wind und Strömungen können ebenfalls die Zusammensetzung des Meerwassers in einigen Regionen verändern, indem sie Unterströmungen, Wasserschichten, ausgeprägte Drift von Wassermassen usw. hervorrufen.

Tabelle 1 Einige der Bestandteile von Meerwasser in der Reihenfolge ihrer ungefähren Konzentration, ausgedrückt in Anteilen je Million. Anmerkung: Die geographische Lage kann zu Abweichungen bei diesen Zahlen führen.

Chlorid	19.000	Rubidium	0,2
Natrium	10.500	Lithium	0,1
Magnesium	1.300	Phosphor	0,1
Schwefel	900	Barium	0,05
Kalzium	400	Jodid	0,05
Kalium	380	Arsen	0,02
Bromid	65	Eisen	0,02
Kohlenstoff	28	Kupfer	0,005
Strontium	13	Zink	0,005
Bor	4,5	Blei	0,004
Silizium	4,0	Uran	0,003
Fluorid	1,4	Vanadium	0,0003
Aluminium	0,5	Gold	0,000001

Meist findet man jedoch im Meerwasser die Hauptbestandteile in den in Tabelle 1 aufgeführten Mengen. Einige Elemente sind für eine kommerzielle Verwertung in ausreichender Menge vorhanden. Eines dieser Elemente, das von der Küste aus gewonnen wird, ist Brom. Es wird normalerweise zur Herstellung von Ethylbromid verwendet, das Erdölprodukten als Additiv hinzugesetzt wird.

Im Meer ist auch eine große Menge Gold vorhanden (abgesehen von den Schätzen in den Tresoren der *Titanic* und ein paar spanischen Galeonen), doch die Wassermenge, die bei der Gewinnung verarbeitet werden müßte, macht den gesamten Prozeß unwirtschaftlich.

Die Rolle des Meeres bei der Ernährung und seine heilende Kraft

Die therapeutischen Eigenschaften des Meeres und seiner Flora und Fauna sind so umfassend, daß sie den Umfang dieses Buches sprengen würden. Doch ein paar Beispiele sollen das ungeheure therapeutische Potential des Meeres verdeutlichen.

In früherer Zeit war es unter Seeleuten üblich, kleine Mengen Meerwasser zur Behandlung von Magenproblemen zu trinken. Sie nahmen bis zu einer halben Tasse sauberes Meerwasser regelmäßig mehrere Tage lang zu sich, um die Beschwerden zu bessern. Auch Wunden, Verbrühungen oder Verbrennungen wurden in sauberes Meerwasser eingetaucht, um durch die antibiotische Wirkung schneller zu heilen. Diese Methode kennen wir auch heute noch. So wurde z.B. die herausragende Arbeit von Sir Archibald McIndoe in jüngster Zeit viel beachtet. Der berühmte plastische Chirurg hatte im Zweiten Weltkrieg viele Brandopfer erfolgreich behandelt, indem er die schwer verbrannten Patienten in ein Salzwasserbad eintauchte. So konnten nicht nur die Verbände leichter entfernt werden, sondern auch Schmerzen behandelt werden – es wurden Heilerfolge erzielt, die sonst nicht möglich gewesen wären. Die Idee zu diesem Behandlungssystem kam ihm, als er beobachtete, daß schwer verbrannte Piloten, die sich mit dem Schleudersitz gerettet hatten und im Meer gelandet waren, bessere Heilerfolge aufwiesen als ihre Kollegen, die an Land zu Boden gegangen waren.

Wenn Sie schon einmal beim Schwimmen im Meer eine Abschürfung oder Schnittwunde davongetragen haben, werden Sie bemerkt haben, daß sie ohne besondere medizinische Behandlung sauber und schnell verheilte. Dies ist auf die ausgezeichneten antibiotischen Eigenschaften des Meerwassers zurückzuführen. Meerwasserbäder helfen auch Patienten, die unter bestimmten Formen der Schuppenflechte leiden.

Bemerkenswert ist ebenfalls, daß Tiere, die an der Küste und auf Küstenfeldern grasen oder fressen können, besseres Fleisch liefern und Geflügel Eier mit größerem Dotter legen.

Tiere mit einem bestimmten Trainings- und Gesundheitsprogramm, wie z.B. Rennpferde, dürfen heute regelmäßig in Mineralbädern schwimmen. Das ideale Mineralbad ist natürlich das Meer, aber wo dies nicht möglich ist, werden Salze in Schwimmbecken gegeben, die speziell für die Tiere gemischt wurden. Der Zusatz von Salzen zum Süßwasser ist zwar vorteilhaft, aber vom Wert her dem natürlichen Mineralhaushalt des Meerwassers nicht gleichzusetzen.

Ähnliches gilt für Heilbäder in Kurorten. Die meisten weisen ein Übermaß an bestimmten Mineralelementen auf und einen Mangel an anderen. Ein Bad im Meerwasser bietet alle gelösten Mineralien in ausgeglichener Menge.

In einigen Regionen des Pazifiks und der Karibik – und wahrscheinlich auch anderswo – war es in Küstennähe Brauch, Kinder mit Mißbildungen der Gliedmaßen in niedriges Gewässer zu bringen und die betroffenen Gliedmaßen zwischen den Gezeiten so lange wie möglich mit nassem Sand zu bedecken. Diese Behandlung wurde so oft wiederholt, bis sich ein Erfolg einstellte. Obwohl es keine wissenschaftlichen Beweise für den Erfolg dieser Behandlung gibt, hat der Autor in der Karibik Menschen kennengelernt, die selbst Erfahrung darin haben und behaupten, daß sie damit hundertprozentig erfolgreich waren.

Bestimmte ethnische Gruppen oder Rassen sind von den gesundheitsfördernden Eigenschaften der Meeresprodukte überzeugt und zählen beispielsweise bestimmte Algen zu ihrer normalen Ernährung. *Laver bread*, ein brotähnliches Gebäck aus Seetang, das an den Küsten der Britischen Inseln gegessen wird, ist ein Beispiel für ein Lebensmittelprodukt, das wegen seines reichen Mineralgehalts und in manchen Fällen auch wegen seines Jodanteils geschätzt wird. Die Japaner essen wahrscheinlich weltweit am meisten Seetang, weil sie auf seine gesundheitsfördernden Eigenschaften bauen.

Natürlich essen wir alle hin und wieder einmal Algenprodukte, entweder zusätzlich zur normalen Ernährung in Form von Kelptabletten oder häufiger in Form von Agar-Agar, einer aus Meeralgen gewonnenen Pflanzengelatine, die man für Soßen, Süßigkeiten, Salatdressings und Eiskrem verwendet.

Die bekannteste therapeutische Anwendung von Seealgen ist wahrscheinlich die Verwendung von Kelp zur Behandlung des Kropfes und von Dysfunktionen der Schilddrüse. Doch Seealgen haben auch andere therapeutische Eigenschaften, die durchaus zu ihrer Kultivierung speziell für medizinische Zwecke führen könnten.

Indirekt hat sogar der Verzehr normaler Fische therapeutische Auswirkungen. Einer der Gründe, warum Patienten, die sich von einer Operation des Verdauungssystems erholen, mit gedämpftem oder gekochtem Fisch ernährt werden, ist die Tatsache, daß Fisch eine leichter verdauliche Form von Eiweiß als Fleisch oder Milchprodukte enthält und zudem einen hohen Nährwert hat.

Andere Anwendungen von Fischprodukten stehen direkter mit ihren therapeutischen Eigenschaften in Zusammenhang, zum Beispiel dient Lebertran in Kapselform als Quelle für Vitamin A und D.

Schalentiere hatten großen Einfluß auf die Gesundheit der Maori in Neuseeland. Vor der Einführung europäischer Nahrungsmittel bei den Maori war das Auftreten arthritischer Krankheiten weitaus geringer als heute, wo sie sich überwiegend »europäisch« ernähren.

Früher bestand der größte Teil der Nahrung der Maori aus rohen Meeresfrüchten, vor allem rohen Schalentieren. Daß die Schalentiere roh gegessen wurden, ist sehr wichtig, denn beim Kochen würden durch die Erhitzung ihre therapeutischen Eigenschaften zerstört.

Dies ist auch bedeutsam für die Verarbeitung des Produkts, das im Mittelpunkt dieses Buches steht.

Das Meer in Forschung und Pharmakologie

Warum die Nutzung des Meeres vorteilhaft ist für die medizinische Forschung und Behandlung, ist seit vielen Jahren bekannt und wurde bereits in den dreißiger Jahren von einigen Meeresforschungsinstituten untersucht. Doch erst in den sechziger Jahren begann man verstärkt biologisch aktive Substanzen mit therapeutischem Potential zu isolieren und zu erforschen. Zur Zeit werden weltweit an Universitäten und speziellen Forschungseinrichtungen umfangreiche Untersuchungen angestellt. Der Grund für dieses wachsende Interesse ist die Entdeckung, daß die Meere und ihre Bewohner einige einzigartige, sehr spezifische und äußerst wirkungsvolle Substanzen aufweisen, die bisher unbekannt waren. Wertvolle neue medizinische Behandlungsmöglichkeiten könnten bald zur Verfügung stehen, wenn es gelingt, einige dieser Substanzen entweder direkt aus dem Meer zu gewinnen oder synthetisch herzustellen. Die Forschung wurde auch intensiviert, weil man entdeckte, daß manche Meeresbewohner als Modelle zur Untersuchung der Drüsen- und Hormonreaktionen dienen können. Die so gewonnenen Informationen lassen sich auch auf die menschliche Physiologie übertragen. Erkenntnisse über die Reaktionsmechanismen in bestimmten Meeresorganismen haben beträchtlich zum Verständnis der Osmoregulation und der Nierenfunktionen beigetragen. Leberuntersuchungen bei Haien versprechen bessere Einblicke in Prozesse, die in der menschlichen Leber ablaufen. Tatsächlich ist der Hai ein äußerst interessantes Tier, er existiert seit Millionen von Jahren in derselben Form und hat im allgemeinen keine Krankheiten. Normalerweise sterben Haie nur an Altersschwäche oder durch den Menschen, nicht aber an Krankheiten.

Auf einem anderen Forschungsgebiet führte die Interaktion von Neurotransmitter-Systemen bei Tieren wie dem Tintenfisch zu einem besseren Verständnis der Gehirnmechanismen. Dies wiederum könnte die Behandlung von neurologischen und psychiatrischen Störungen beim Menschen verbessern. Es gibt noch mehr Beispiele dafür, wie wichtig pharmakologische und physiologische Untersuchungen der Lebensformen im Meer sind. Zwei Beispiele sind die Untersuchung von Glykosaminglykanen (GAG, frühere Bezeichnung Mukopolysaccharide) in Weichtieren hinsichtlich ihres Einflusses auf Erkrankungen der Bronchien und der Lunge bei Menschen und der Einsatz einer Krebsart, um Auswirkungen kardiotoxischer Substanzen auf die Herzfunktion zu studieren.

Obwohl diese Forschungsprogramme zukunftsweisend für die Kontrolle von Erkrankungen des Körpers sind, ist es für den Leser wahrscheinlich interessanter, etwas über die Entwicklungen zu erfahren, die bereits jetzt oder in naher Zukunft zu greifbaren Ergebnissen führen – zu Produkten für die Behandlung einiger der ernsteren Erkrankungen, unter denen wir Menschen leiden.

In Japan soll ein Extrakt der Pazifikauster, die vor der Küste von Sanriku gezüchtet wird, bei der Behandlung von Diabetes helfen, indem er die Sekretion von Insulin fördert. Man glaubt, daß dafür die austereigene Aminosäure Taurin verantwortlich ist.

In Frankreich haben Untersuchungen einer Substanz der Rotalge gezeigt, daß sie ausgezeichnete spezifische antibiotische Eigenschaften hat und bei Heilungsproblemen und Hautkrankheiten hilft.

Untersuchungen in den USA haben zur Isolierung einer Substanz aus einem der vielen Meeresschwämme geführt, dessen antimikrobische Aktivität bei grampositiven und gramnegativen Bakterien sowie gegen Hefen und Pilze wirkt. Außerdem wurden dort isolierte Bestandteile aus Meerespflanzen und -tieren untersucht, um zellschädigende Extrakte zur Bekämpfung einer spezifischen Gruppe von Mikroorganismen herzustellen. Die Substanz könnte vielleicht einen Pilz angreifen, ohne andere Zellen in Mitleidenschaft zu ziehen. Man könnte dies mit einem Unkrautvernichtungsmittel vergleichen, das auf dem Rasen verteilt wird und unerwünschtes Unkraut vernichtet, ohne den Rasen zu beeinträchtigen. Eine derartige Substanz, die als spezifisches Fungizid wirkt – Holotoxin –, ist seit Jahren bekannt und stammt ebenfalls von einem Meeresbewohner, der Seegurke.

In den USA und anderen Ländern konzentriert sich ein großer Teil der Untersuchungen von Meerespflanzen und -tieren auf die Suche nach einem Krebsheilmittel. Einige interessante Substanzen mit derartigen Wirkungen konnten bereits aus Algen, Schwämmen, Quallen, Korallen, Schalentieren und anderen Arten isoliert werden.

In jüngster Zeit entdeckten Forscher an der Universität von Canterbury auf der Südinsel Neuseelands ein starkes Antikrebsmittel in einem seltenen Schwamm, der in den Tiefen des Südpazifiks vorkommt. Dieser Wirkstoff wird derzeit am National Cancer Institute in den USA untersucht. Diese Tests sind notwendig, bevor der Wirkstoff bei der Behandlung von Krebspatienten eingesetzt werden kann.

Die Molekularstruktur des neuen Wirkstoffes ist sehr komplex, daher ist er derzeit für die synthetische Produktion ungeeignet. Der Schwamm wird jetzt in einer Zuchtfarm im Meer kultiviert, er soll als Quelle für diesen Wirkstoff dienen.

Substanzen mit kardiovaskulären, immunologischen und gerinnungshemmenden Eigenschaften wurden in Fischen, Algen und Schwämmen isoliert, sie werden derzeit erforscht. Die Fähigkeit der Alginate (das ist eine Gruppe von Substanzen, die aus Seealgen gewonnen werden), radioaktive Isotope aus dem Körper zu entfernen, ohne das Gleichgewicht wichtiger Mineralien zu stören, ist schon lange bekannt. Diese Alginate können die Aufnahme des Isotops Strontium 87 aus dem Verdauungstrakt des Menschen begrenzen. Wie wertvoll solche Stoffe in der diagnostischen Medizin sind, in der diese Isotope eingesetzt werden, ist offensichtlich.

Man könnte noch viele physiologisch aktive Extrakte aus Meeresorganismen aufzählen, die bisher aufgeführten Beispiele können aber zumindest eine Vorstellung von dem potentiellen Wert dieser Organismen für die zukünftige Medizin vermitteln.

Wir können diesen Teil des Buches nicht beenden, ohne den Extrakt der neuseeländischen grünlippigen Muschel zu erwähnen. Seit mehr als zwanzig Jahren wird dieses Mittel effektiv zur Erleichterung arthritischer Symptome eingesetzt. Bei der Anwendung an Tieren und Menschen hat es seine entzündungshemmenden und magenschonenden Eigenschaften unter Beweis gestellt.

Die Bewirtschaftung des Meeres

Einige der Substanzen, die in Meeresorganismen vorhanden sind und wertvolle medizinische Eigenschaften haben, wird man über kurz oder lang synthetisch herstellen können. Wenn das aktive Prinzip der Substanz identifiziert und charakterisiert wurde, ist es mit modernen chemischen Techniken möglich, dieses aktive Molekül zu synthetisieren, so daß die Pflanze oder das Tier, in dem die Substanz entdeckt wurde, nicht mehr verwendet werden muß.

Es gibt jedoch auch Fälle, in denen nur das Mittel aus dem Meeresorganismus selbst – in manchen Fällen auch der gesamte Organismus – eingesetzt werden kann, weil die Aktivität des Organismus von der Interaktion zwischen zwei oder mehreren Bestandteilen abhängt oder weil das aktive Molekül nach seiner Isolierung instabil ist. Dann muß das Meer aktiv bewirtschaftet werden, um das Ausgangsmaterial für das Produkt zu gewinnen.

Natürlich gibt es hier einige Einschränkungen. So ist es beispielsweise nicht nötig, das Meer wegen Kabeljau oder Heilbutt zur Lebertranproduktion zu bewirtschaften. Andererseits handelt es sich bei vielen anderen Arten, die gebraucht werden, nicht um regelmäßig auf kommerzieller Basis gefangene Meeresbewohner wie den oben genannten Arten. Außerdem muß aus Umweltschutzgründen auf die heutige starke Ausnutzung von Meeresressourcen verzichtet werden. Entsprechende Arten im Meer zu züchten ist eine zukunftsweisende Perspektive.

Die Bewirtschaftung des Meeres ist nichts Neues. Unter der modernen Bezeichnung »Aquakultivierung« werden Austern, Muscheln, Krabben, Garnelen und verschiedene Fischarten in großem Umfang gezüchtet. Eine der aktuellen Entwicklungen ist die Zucht von Meerestieren zur Produktion von Fischeiweiß, das als äußerst nährstoffreiches Lebensmittel für unterentwickelte Länder eingesetzt wird. Wirtschaftlich kultiviert ist die Produktion von Krabben und Garnelen, um die abnehmenden natürlichen Ressourcen zu ergänzen.

Diese Zuchtbemühungen sind wesentlich komplexer, als man vermuten möchte. Zudem sind sie leider recht teuer.

Zur Zeit unterscheidet man zwei Haupttypen der Aquakulturen. Man setzt z. B. Tanks oder Teiche ein, durch die Meerwasser gepumpt wird. Oder man verankert Behälter oder andere Anlagen für die Zucht im Meer.

Der Einsatz von Tanks an der Küste ist besonders für Algen, Krabben, Garnelen und einige Fischarten und Schalentiere geeignet. Dabei kann es Probleme bereiten, daß die betroffenen Arten in großen Populationen auf relativ kleinem Raum leben müssen.

18

Um einen Sauerstoffverlust oder die Zunahme von Kohlendioxid und stickstoffhaltigen Abfällen zu vermeiden, muß ständig ausreichend viel Meerwasser zugeführt werden. Zudem besteht immer ein hohes Risiko für Krankheitsepidemien. Hinzu kommen die Schwierigkeiten bei der künstlichen Ernährung des Bestands, Raubzüge der reifen Gruppen an den jüngeren, die Aufrechterhaltung der Wasserqualität und des Wasserflusses trotz der Gezeitenströmungen und die sehr speziellen Anforderungen mancher Arten an ihr Habitat.

Das Kultivierungssystem im Meer selbst mittels Behältern oder anderen Strukturen löst einige Probleme, die man beim Tanksystem an der Küste antrifft, wirft jedoch neue auf.

So müssen die eingesetzten Behälter oder Geräte der Gewalt der Elemente standhalten, denn oft entspricht ein geschützt gelegener Platz nicht den Anforderungen, oder es gibt andere Einschränkungen.

Für das Zuchtsystem vor der Küste gelten drei Hauptforderungen: ausreichende Tiefe für die Zucht und die eingesetzten Geräte, ein ausreichender Gezeitenfluß, um genug Nahrung und den Wasseraustausch zu gewährleisten, und es muß ein Platz sein, wo Wasserzuflüsse vom Land die Kulturen nicht verunreinigen. Wenn diese Bedingungen erfüllt sind, gilt die nächste Überlegung dem Standort. Die entsprechenden Mitarbeiter müssen zur Verfügung stehen, und der Ort, an dem das Produkt weiterverarbeitet wird, darf nicht zu weit entfernt sein.

Ein weniger augenfälliges Problem bei diesem Zuchtsystem ist der Umweltschutz. Denn die in den Küstengewässern verankerten Zuchtanlagen (abgesehen von normalen Booten) sind kein schöner Anblick, außerdem werden Naturressourcen, die der Allgemeinheit gehören, kommerziell genutzt, und die örtliche Ökologie könnte durch die Konzentration einer bestimmten Art aus dem Gleichgewicht geraten. Offensichtlich ist die Verschmutzung von Zuchtgewässern ein sehr wichtiger Punkt. Die Auswirkungen von Schadstoffen variieren auf natürliche Weise entsprechend ihrer Art und Konzentration, aber auch aufgrund der kultivierten Art. So hat beispielsweise die Präsenz eines gewissen Maßes an Arsen oder Zyanid im Meerwasser, das leicht eine ganze Population an Fischen oder Krustentieren töten könnte, keine Auswirkungen auf einige Schalentiere, vorausgesetzt, diese Stoffe sind nur ein paar Tage lang vorhanden. Der Grund liegt darin, daß Schalentiere, wenn sie die fremde Substanz im Wasser entdecken, sofort die Schalen schließen und aufhören, Wasser zu filtern oder zu fressen, bis alles wieder in Ordnung ist. Die Schadstoffe würden wahrscheinlich nur einen Gewichtsverlust verursachen. Unter anderen Umständen jedoch könnte die geringe Menge eines

Schadstoffes, der nicht ausreicht, um Fische zu töten oder Schalentiere zu stören, durch den natürlichen Nahrungsprozeß der Schalentiere so konzentriert werden, daß er eine Gefahr für Menschen wäre.

Der Leser wird jetzt sicherlich verstehen, daß hier vielerlei Probleme auftreten können. Einige Schadstoffe werden von Meeresbewohnern ohne weiteres toleriert, haben aber ernste Folgen für den Menschen, der sie verzehrt. Andere haben direkte Auswirkungen auf die gezüchteten Arten. In beiden Fällen ergeben sich Nachteile für die Zucht im Meer.

Schalentiere, etwa Muscheln, die kultiviert werden, müssen vor stark umweltverschmutzenden Einflüssen geschützt werden. Die häufigsten Verschmutzungen gehen auf unerwünschte mikrobiologische Organismen zurück, die häufig in Abwässern aus Haushalten enthalten sind. Einige pathogene Organismen können recht lange im Meerwasser überleben, obwohl sie normalerweise im Körper von Menschen oder Tieren gedeihen. Glücklicherweise könnte man diese Art von Verschmutzung leicht entdecken und durch einen Reinigungsprozeß eliminieren. Wenn die betroffenen Schalentiere für etwa 48 Stunden in sauberem oder sterilem Meerwasser untergebracht werden, reinigen sie sich von den unerwünschten Bakterien.

Auch Chemikalien stehen auf der Liste häufiger Schadstoffe und speziell bestimmte Schwermetalle wie Quecksilber, Cadmium und Blei. Obwohl man sie leicht entdecken kann, werden sie im Reinigungsprozeß nicht entfernt, sondern lagern sich im allgemeinen im Fettgewebe der Schalentiere ab. Wenn diese Art der Verunreinigung auf industrielle Abwässer im Meer zurückgeht, besteht für den Verbraucher ein Risiko. Aber diese Schadstoffe können auch aufgrund ihres natürlichen Vorkommens im Wasser vorhanden sein, z. B. aufgrund von natürlichen Mineralablagerungen oder vulkanischer Aktivität. In solchen Fällen besteht nicht unbedingt eine Gefahr.

Die radioaktive Kontaminierung von Nahrungsmitteln ist ein Problem unserer Zeit und trifft auf die Meeresbewohner wie auf alle anderen Arten zu. Man kann dieses Risiko ausschließen, wenn man die Lage der Zuchtfarm sorgfältig auswählt. Obwohl sich derartige Schadstoffe relativ leicht nachweisen lassen, können sie durch die zur Zeit verfügbaren Reinigungsprozesse nicht entfernt werden.

Während die meisten der oben beschriebenen schädigenden Einflüsse durch eine geeignete Standortwahl für die Zuchtfarm vermieden werden können, kann man sich gegen eine weitere Schadstoffquelle kaum schützen: die Verunreinigung durch Giftstoffe, die von Natur aus in bestimmten Algenarten vorkommen.

Diese Algen, die normalerweise nur zu bestimmten Jahreszeiten auftreten, können von Schalentieren aus dem Meerwasser gefiltert werden, dabei werden Giftstoffe auf die Schalentiere selbst übertragen.

Dieses Phänomen ist seit vielen Jahren bekannt, auf der nördlichen Erdhalbkugel tritt es häufig auf. Eine der bekannteren Formen dieser Verunreinigung durch Algen auf der nördlichen Halbkugel ist die »rote Flut«, die durch die Blüte eines Panzergeißlers, die das Meer rot färbt, verursacht wird. Auf der Südhalbkugel tritt dieses Problem selten auf, aber es gibt Hinweise, daß in neuseeländischen Gewässern einige Algenformen leben, die bestimmte Toxine enthalten.

Aus den oben aufgeführten Gründen unterliegt der Muschelextrakt, um den es in diesem Buch geht, sehr strengen Qualitätskontrollen.

Wenn die angesprochenen Probleme aus der Welt geschafft wurden, muß sich der Züchter nur noch um natürlich auftretende Schwierigkeiten kümmern. Einige Schalentierkulturen sind beispielsweise jährlich zu bestimmten Zeiten von Fischraubzügen betroffen. Diese kann man verhindern, indem man die Zuchtfarm mit Netzen umgibt, um die Räuber fernzuhalten. Leider hat das zwei Nachteile: Das Netz wächst schnell mit Meerespflanzen zu, so daß der Wasserfluß verlangsamt oder unterbunden wird und Nährstoffe nicht in die Zuchtfarm gelangen können. Außerdem können sich Fische mit den Kiemen im Netz verfangen, sterben und verwesen, so daß das Wasser verunreinigt wird. Natürlich gibt es Lösungen für diese Probleme, und derartige Schwierigkeiten müssen nicht unbedingt immer auftreten. Aber sie sind möglich.

Die Zucht der grünlippigen Muschel (Perna canaliculus)

Bei den zwei Zuchtarten der neuseeländischen grünen Muschel werden Taue mit den Muscheln senkrecht ins Wasser gehängt. Bei dem einen System werden sie an Flößen oder Pontons befestigt, ähnlich wie es in Spanien seit vielen Jahren üblich ist. Beim anderen System hängen die Taue an der »langen Leine«, die an der Meeresoberfläche horizontal zwischen Bojen gespannt ist, in Abständen von etwa einem Meter, getragen von kleinen Bojen, die das zunehmende Gewicht der wachsenden Muscheln halten.

Beide Systeme haben Vor- und Nachteile. Beim Ponton-System beispielsweise kann man die Taue leichter befestigen oder entfernen. Andererseits können die langen Taue eine reife Ernte bei schwerem Wetter besser halten als die Pontons, da sie sich dem Seegang leichter anpassen können.

Obwohl es möglich ist, Larven und sehr junge Muscheln in einer Meeresbrutstätte zu kultivieren, ist dies zur Zeit nicht praktikabel oder wirtschaftlich. Bei dem heute in Neuseeland verwendeten System zur Gewinnung von Muschellaich werden dafür spezielle Farmen, die mit den langen Tauen arbeiten, in den Häfen an der Westküste eingesetzt. Dort gibt es normalerweise viel Muschellaich, doch die Gebiete selbst eignen sich nicht zur Aufzucht dieses Laichs bis hin zum »Erwachsenenstadium«.

Für Leser, die mit dem Lebenszyklus von Muscheln nicht vertraut sind, wollen wir diesen nun kurz beschreiben.

In der entsprechenden Jahreszeit (bei der *Perna canaliculus* ist dies im Juni/Juli) legt die weibliche (orangefarbene) Muschel ihre Eier ab. Eine erwachsene Muschel kann bei einem Laichvorgang bis zu 30 Millionen Eier abgeben. Diese Aktion stimuliert die männliche (cremeweiße) Muschel, Millionen von Spermien freizusetzen.

Irgendwie gelingt es dem kaulquappenartigen Sperma ein Ei zu lokalisieren und zu befruchten, indem es die Eiwand durchdringt. Innerhalb von achtundvierzig Stunden nach der Befruchtung kommt es beim Ei zur normalen Zellteilung, bis es schließlich zur freischwimmenden Veligerlarve wird. Die Larvenform der Muschel schwimmt etwa drei Wochen lang frei im Plankton herum, während sie mikroskopische Pflanzenzellen filtert, von denen sie sich ernährt, und die für den Schutz und das Überleben nötige Schale entwickelt.

Nach circa 3–4 Wochen haben die Muschellarven eine Größe von etwa ¼ mm Schalendurchmesser erreicht und suchen eine feste Basis, etwa einen Felsen, einen Holzpfahl oder ein herabhängendes Tau, um sich dort anzusiedeln. Wenn die Larven einen geeigneten, sicheren Ort gefunden haben, verankern sie sich fest mit den sogenannten Byssusfäden und geben das freischwimmende Leben auf. Sie sind jetzt seßhafte Organismen, und wenn sie nicht gestört werden, nehmen sie schnell die Form und Farbe der erwachsenen Muschel an. Unter natürlichen Bedingungen kann die grüne Muschel etwa 7–8 Jahre lang gleichmäßig wachsen, bis sie eine Schalengröße von 175–180 mm erreicht.

Bei der Zucht werden die 3–4 Wochen alten Larven der grünen Muschel an Tauen angesiedelt, wo sie weitere 4–5 Wochen nicht gestört werden, so daß die Muscheln bis zu einer Größe von etwa 5 mm wachsen. Dann werden die Taue mit den kleinen Muscheln zu den Zuchtfarmen an der Ostküste der Nordinsel und den Marlborough Sounds im Norden der Südinsel transportiert, wo sie ausgedünnt und neu gesetzt werden. Anschließend dürfen sie dann 18–24 Monate lang wachsen, bevor sie geerntet werden. Bei der Ernte sind die Muscheln leicht über 100 mm lang. Bei dieser Art der Kultivierung der neuseeländischen grünen Muschel kann man eigentlich nicht von künstlicher Zucht sprechen. Der Grund für das schnelle Wachstum und die gute Qualität der Muschel besteht darin, daß die Schalentiere hier die besten Bedingungen vorfinden. Das senkrechte Hängesystem sorgt für eine optimale Nutzung der Wassersäule, der Gezeitenströmung usw., und die Ausdünnung und Verteilung der Taue macht den Nahrungswettbewerb verkraftbar. Unter natürlichen Bedingungen könnten dagegen ausschließlich die Stärksten überleben!

2
Die Krankheit

In einem Buch über die Behandlung der Arthritis sollte natürlich auch die Krankheit selbst beschrieben werden. In diesem Kapitel werden einige der häufiger auftretenden Formen von Rheumatismus und Arthritis behandelt. Es werden auch die Schwierigkeiten angesprochen, vor denen der Rheumatologe steht, wenn er mit Hilfe von klinischen Versuchen einschätzen soll, wie eine Behandlung wirkt.

Arthritische Krankheiten haben den Menschen und die Tierwelt schon immer geplagt, Beweise dafür wurden in Fossilien prähistorischer Tierskelette und in mumifizierten menschlichen Leichen gefunden. Es ist durchaus möglich, daß einige Formen der Krankheit sogar evolutionär sind. Die langsame Versteifung, die nachlassende und schließlich ganz eingeschränkte Mobilität bei älteren Menschen und Tieren könnten durchaus eine natürliche Entwicklung sein, die Mitglieder einer Art daran hindern soll, über andere zu dominieren, wenn sie eigentlich nicht mehr dazu in der Lage sind.

Zweifellos sind einige Formen der Krankheit das Ergebnis normaler Abnutzungserscheinungen, andere Formen aber haben mit diesen natürlichen Prozessen nichts zu tun. So können z. B. Babys und kleine Kinder an einer Form der Jugendarthritis leiden, die als Stillsche Krankheit bekannt ist. Während einige Arthritisformen konstant und anhaltend auftreten, sind andere, etwa die Bursitis, die Knieschleimbeutelentzündung und der sog. Tennisarm, vorübergehend.

Wodurch wird Arthritis verursacht?

Man muß hier zwischen verschiedenen Arten der Krankheit differenzieren. So ist beispielsweise bekannt, daß die Arthrose das Ergebnis der natürlichen Alterungsprozesse und Abnutzungserscheinungen der Gelenke ist. Obwohl man schon viel über die rheumatoide Arthritis und ihre Behandlung weiß, liegt die Ursache dieser Krankheit noch im dunkeln.

Wir wollen nun die einzelnen Formen der Krankheit nacheinander vorstellen und mögliche Einflußfaktoren und Heilungschancen beleuchten.

Arthrose

Bei der Arthrose handelt es sich um eine Krankheit der Knochenstruktur. Allgemein könnte man sie als eine degenerative Krankheit bezeichnen, die an den Gelenkknorpeln und Gelenkoberflächen auftritt.
Es gibt mehrere Theorien über die Ursachen der Gelenkdegenerierung, am wahrscheinlichsten ist, daß sie durch einseitige Belastungen der Gelenkknorpel ausgelöst wird. Beim Hüftgelenk könnte die ständige Bewegung des Gelenks, z. B. bei einigen athletischen Sportarten, langsam dazu führen, daß der Gelenkknorpel Stöße nicht mehr auffangen kann. Mit der Zeit wird der Knorpel zerstört, und entsprechende Schäden an den Gelenkoberflächen treten auf. Für diese Theorie spricht, daß Arthrose bei übergewichtigen Menschen und Athleten auftritt – also nicht durch normale Alterungsprozesse verursacht wird.
Arthrose erscheint auch häufig in der Form von Knorpelgeschwülsten oder Verformungen an den Fingergelenken. Diese Verformungen werden durch die Gelenke selbst verursacht, die versuchen, sich durch die Bildung neuen Knorpels aus eigener Kraft zu heilen, was unglücklicherweise zur Bildung harter Knoten führt. Da diese Knoten später knochig werden, schränken sie die Bewegungsfähigkeit des Gelenks stark ein.
Alle Gelenke des Körpers können von einer Arthrose betroffen sein. Am häufigsten tritt sie jedoch in den Zehen, Fingern, Knien, Hüften, in der Wirbelsäule und am Nacken auf.
Wir können zwar darauf achten, die gewichttragenden Gelenke nicht zu sehr zu belasten, indem wir nicht zu viel Sport treiben und auf ein normales Gewicht achten, aber abgesehen davon kann man nur sehr wenig tun, um den Verlauf dieser Krankheit zu ändern, die alle Menschen treffen kann.

Rheumatoide Arthritis

Im Gegensatz zur Arthrose handelt es sich bei der rheumatoiden Arthritis um eine Entzündungskrankheit, und obwohl auch hier die Gelenke betroffen sind, ist sie nicht degenerativ. Sie entsteht durch eine Entzündung der Gelenkinnenhaut. Genau wie die Haut durch einen Stich oder durch eine von einer Wundinfektion hervorgerufene Entzündung anschwillt, heiß wird und schmerzt, kann dies auch bei den Gelenken passieren. Es gehört nicht viel Phantasie dazu, sich vorzustellen, daß bei entzündeten Gelenken Bewegungen zumindest ziemlich schmerzhaft und möglicherweise stark eingeschränkt sind.

Die rheumatoide Arthritis ist nicht auf ältere Menschen oder Athleten beschränkt. Bei Frauen tritt die Krankheit viel häufiger auf als bei Männern, was den Schluß zuläßt, daß sie mit dem weiblichen Hormonhaushalt zusammenhängt. Die Erkrankung wirkt sich verschieden stark aus: Manche Patienten leiden nur unter geringen Schmerzen und Steife in bestimmten Gelenken für kurze Zeit am Morgen, während andere bettlägerig sind, Verformungen an den Gliedmaßen haben und ständig Medikamente einnehmen müssen, um die Krankheit zu kontrollieren.

Die Ursachen für die rheumatoide Arthritis sind noch nicht bekannt, obwohl es auch hier mehrere Theorien gibt. Wir wollen die wichtigsten kurz vorstellen.

Eine Theorie geht davon aus, daß die Krankheit mit dem natürlichen Immunsystem des Körpers zusammenhängt. Man ist der Meinung, daß der natürliche Abwehrmechanismus des Körpers eine Komponente der Gelenkinnenhaut als Feind erkennt und sie daher angreift. Wenn ein immunologischer Angriff stattfindet, wird er normalerweise von einer Entzündungsreaktion begleitet.

Eine andere Theorie besagt, daß die Entzündung im Gelenk das Ergebnis einer hartnäckigen Infektion ist. Der für eine solche Infektion verantwortliche Erreger wurde jedoch noch nicht identifiziert.

Die wahrscheinlich neueste Theorie zur Erklärung der Krankheit bezieht sich auf eine Gruppe von Substanzen, die als Prostaglandine bezeichnet werden. Dabei handelt es sich um eine Klasse ungesättigter Fettsäuren, die ein hohes Maß an physiologischer Aktivität zeigen. Sie sind an verschiedenen Körperfunktionen wie Ovulation, Aufrechterhaltung des Blutdrucks, Muskelstimulierung usw. beteiligt. Man weiß, daß einige entzündungshemmende Medikamente auf die Synthese bestimmter Prostaglandine im Körper Einfluß haben, und zu diesen Mitteln zählt auch der Muschelextrakt. Es ist also durchaus möglich, daß diese Prostaglandine die Entzündungsprozesse der rheumatoiden Arthritis beeinflussen. Diese Hypothese wird unterstützt durch die Tatsache, daß die Symptome der rheumatoiden Arthritis bei schwangeren Frauen und bei Frauen in den Wechseljahren, also wenn es zu Hormonveränderungen kommt, verschwinden.

Gicht

Dabei handelt es sich um eine Form der Arthritis, bei der es zu äußerst schmerzhaften Entzündungsattacken kommt, die aufgrund der Fällung von Harnsäurekristallen im Blut auftreten. Normalerweise sind die Handgelenke, Knie oder Füße betroffen, hier wahrscheinlich am häufigsten die Gelenke des großen Zehs. Im Gegensatz zur rheumatoiden Arthritis tritt die Gicht häufiger bei Männern als bei Frauen auf, die zudem meistens erst nach den Wechseljahren darunter leiden. Traditionell wurde die Gicht mit einer üppigen Ernährung in Verbindung gebracht. Dies mag durchaus zutreffen, da der Verzehr großer, reichhaltiger Mahlzeiten in Verbindung mit einer großen Menge Alkohol die Produktion von Harnsäure anregt und gleichzeitig verhindert, daß sie von den Nieren ausgeschieden wird. Doch viele Gichtkranke führen ein sehr maßvolles Leben. Sie leiden unter dieser Krankheit aufgrund eines Fehlers im Körpersystem, der einen so starken Aufbau von Harnsäure im Blut zuläßt, daß sie nicht mehr lösbar ist und daher auskristallisiert. Die Schmerzen werden durch die Säurekristalle in der Gelenkinnenhaut ausgelöst.

Bechterewsche Krankheit (Spondylitis ankylosans)

Bei dieser Form der Arthritis kommt es bei einer Entzündung der Wirbelsäulengelenke zu knochigen Auswüchsen, durch die getrennte Gelenke miteinander verbunden werden. Die Wirbelsäule wird steif, und der Erkrankte ist in seiner Bewegungsfreiheit stark eingeschränkt.

Diese Krankheit kommt nicht so selten vor, wie man vielleicht glaubt. Tatsächlich handelt es sich um eine häufige Ursache für Rückenprobleme bei jungen Männern im Alter zwischen zwanzig und dreißig Jahren. Wie die Gicht trifft man diese Krankheit viel häufiger bei Männern als bei Frauen an. Die Ursache der anfänglichen Entzündungsreaktion ist nicht bekannt, aber das Fortschreiten und der Mechanismus der daraus resultierenden Erkrankung sind gut dokumentiert. Glücklicherweise verschwindet das Krankheitsbild in vielen Fällen nach einigen Jahren wieder, und abgesehen von gelegentlichen Rückenschmerzen fühlt sich der Betroffene recht wohl.

Karpaltunnelsyndrom

Diese recht häufige Form der Arthritis führt zu einer Nerven-
entzündung im Bereich der Handwurzelknochen aufgrund man-
gelnden Raums im Karpaltunnel. Dies wiederum zieht eine Lähmung der Finger und Schmerzen in Hand und Arm nach sich.
Die Erkrankung tritt häufiger bei Frauen als bei Männern auf,
besonders in der Schwangerschaft und in den Wechseljahren.

Hexenschuß (Lumbago) und Muskel-rheumatismus

Diese Begriffe werden normalerweise für nichtspezifische
Rücken- oder Nackenschmerzen verwendet. Im Fall der Lumbago ist davon der Lendenbereich am Rücken betroffen. Diese
Erkrankung kann bei allen Menschen auftreten und wird bisweilen auf das Heben schwerer Gewichte, eine schlechte Rückenhal-
tung, eine falsche Lage im Bett und ähnliches zurückgeführt. Die
Ursache ist nicht bekannt, aber wahrscheinlich hängt die Erkrankung mit einer Degenerierung der Wirbelsäulenknorpel zusammen. Ein bedauerlicher Nebenaspekt der Krankheit besteht darin,
daß keine offensichtlichen körperlichen Anzeichen vorhanden
sind. Die Vorstellung, daß jemand einfach nur seinen Pflichten
nicht nachkommen will, indem er behauptet, unter Rückenschmerzen zu leiden, kann für den Patienten negative psychologische Folgen haben.

Bursitis

Diese Krankheit tritt am häufigsten in Form einer Knieschleimbeutelentzündung und als Schleimbeutelentzündung der
Schulter auf. Die Schmerzen entstehen durch eine Entzündung
der Schleimbeutel, bei denen es sich um speziell ausgekleidete,
verschlossene Beutel handelt, die das Gleiten der Muskeln über
die Knochenoberflächen erleichtern. Im Fall der Knieschleimbeutelentzündung wird durch langes Knien Druck auf die
Schleimbeutel ausgeübt, so daß diese sich entzünden. Bei der
Schulter verursacht eine Entzündung des Tunnels, durch den die
Sehnen verlaufen, das Problem. Aus diesem Grund treten
Schmerzen nur bei bestimmten Armbewegungen auf, da die
Schleimbeutel im Tunnel nur in spezifischen Stadien der Bewe-
gung zusammengedrückt werden.

Bei der Bursitis handelt es sich nicht um eine »steife Schulter«. Dies ist eine ganz andere Krankheit, die von der Medizin als »Capsulitis« bezeichnet wird. Früher war man der Meinung, daß diese Krankheit vorwiegend in den mittleren und späten Jahren auftritt.

Tennisarm

Diese Krankheit könnte auch als »Golfarm« bezeichnet werden, da dieselben Beschwerden auftreten. Hier sind die Muskeln, die sich am Ellbogengelenk gegenüberliegen, betroffen. Wieder sind Schmerzen, Schwellung und Behinderung der Bewegung auf eine Entzündung zurückzuführen. Diese Formen der Arthritis, die natürlich auch durch andere Aktivitäten als Tennis oder Golf verursacht werden können, werden im Grunde durch das wiederholte Strecken und Zusammenziehen der Muskeln selbst ausgelöst.

Arthritis psoriatica

Bei dieser Form der Krankheit bestehen zwei getrennte Erkrankungen nebeneinander. Die Schuppenflechte (Psoriasis) ist eine Hauterkrankung, bei der vorwiegend auf der Kopfhaut, am Ellbogen und Knie rote, schuppende Hautstellen auftreten. Oft geht mit dieser Erkrankung eine rheumatoide Arthritis einher, doch ob beide Erkrankungen miteinander in Zusammenhang stehen oder nur zufällig zusammen auftreten, ist bisher noch unklar. Es gibt Hinweise darauf, daß es sich um eine Erbkrankheit handelt. Die Arthritis psoriatica sollte nicht mit der Psoriasis-Arthropathie verwechselt werden, bei der es sich um eine völlig andere Krankheit handelt. Dabei sind meistens die Gelenke der Fingerspitzen betroffen. Sie entzünden sich, und die Schuppenflechte befällt auch die Fingernägel.

Reitersche Krankheit

Diese Form der Arthritis wurde lange Zeit für die direkte Folge einer Geschlechtskrankheit gehalten. Einiges spricht für die Theorie, daß Geschlechtskrankheiten die Reitersche Krankheit auslösen können. Es gibt jedoch genauso viele Hinweise, daß sie durch andere Krankheiten, beispielsweise durch eine infektiöse Ruhr, verursacht werden kann. Bei dieser Erkrankung handelt es sich um eine besonders unangenehme Form der Arthritis, die normalerweise junge Erwachsene befällt. Neben den normalen Schmerzen, die mit Entzündungen einhergehen, kann der Patient auch unter einer Augenschleimhautentzündung beider Augen, Schmerzen beim Wasserlassen, Hautausschlägen und Geschwüren leiden. Glücklicherweise spricht diese Krankheit gut auf die richtige Behandlung an.

Stillsche Krankheit

Wie bereits erwähnt, können auch kleine Kinder an Arthritis erkranken. Allgemein gesagt ist die Stillsche Krankheit eine Form dieser rheumatoiden Arthritis bei Kindern. Glücklicherweise kommt sie recht selten vor, und häufig tritt sie nur vorübergehend auf. Es sind mehr Mädchen als Jungen davon betroffen, und manche Ärzte halten sie für eine Erbkrankheit.
Es ist besonders schlimm, mitansehen zu müssen, wie ansonsten gesunde Kinder in einem Alter unter der Stillschen Krankheit leiden, in dem sie ihre körperliche Entwicklung durchmachen und besonders mobil und frei von den Sorgen des Erwachsenenlebens sein sollten. Positiv zu vermerken ist jedoch, daß der größte Teil der kleinen Patienten diese Form der Arthritis von sich aus überwindet.

Rheumatisches Fieber

Die Ursache dieser Krankheit ist bekannt, deshalb kann ihr Auftreten glücklicherweise kontrolliert werden. Sie wird durch eine Bakterie namens *Streptococcus* verursacht, obwohl das nicht heißt, daß eine Streptokokkeninfektion zu rheumatischem Fieber führen muß. Die Hauptsymptome der Krankheit sind Fieber in Zusammenhang mit entzündeten Gelenken. Diese Krankheit kam und kommt am häufigsten bei Kindern vor. Obwohl es in manchen Fällen zu bleibenden Schäden kommt, vor allem dann, wenn der Herzmuskel betroffen ist, lassen sich diese bei medizinischer Überwachung recht gut kontrollieren.
In den (entwickelten) Ländern, in denen spezifische Hygienevorschriften beachtet werden, ist diese Krankheit fast völlig verschwunden. Mit der zunehmenden Verbreitung von besseren sanitären Einrichtungen und Hygienemaßnahmen in unterentwickelten Gebieten werden mikrobiologisch beeinflußte Krankheiten wie das rheumatische Fieber auch dort zurückgehen.

Faktoren, die die Arthritis beeinflussen können

Es ist wohlbekannt, daß Faktoren, obwohl sie nicht direkt mit einer bestimmten Krankheit in Zusammenhang stehen, ihren Verlauf beträchtlich beeinflussen und in einigen Fällen sogar ihren Ausbruch verhindern können. Ein Beispiel: Man zieht sich eine normale Erkältung nicht unbedingt zu, wenn man Kälte und Nässe ausgesetzt war, aber solche Bedingungen können die Situation verschärfen, wenn zudem ein Erkältungsvirus grassiert. Wenn jemand friert, naß geworden ist und sich unwohl fühlt, kann man davon ausgehen, daß seine Widerstandskraft gegen eine Infektion oder die Auswirkungen einer Infektion beeinträchtigt ist. Natürlich spielen auch psychologische Einflüsse eine wichtige Rolle.

Zwei der Hauptfaktoren, die arthritische Erkrankungen beeinflussen können, sind Streß und Ernährung. Darauf wollen wir im folgenden eingehen.

Stress

Streß beeinflußt sowohl Menschen als auch Tiere. Er hat viele Formen, und seine Wirkungen sind weitverbreitet. Nach Meinung des Autors (die jedoch nur auf eigenen Erfahrungen und nicht auf medizinischen Kenntnissen oder einer entsprechenden Ausbildung beruht) ist Streß wahrscheinlich der wichtigste Einflußfaktor für Arthritispatienten. Ob Streßfaktoren sogar einige Formen der Arthritis verursachen können, ist nicht bekannt, aber es steht fest, daß sie sowohl zur Abschwächung als auch zum Wiederauftreten der Krankheitserscheinungen führen können. Die rheumatoide Arthritis ist eine Krankheit, die von sich aus wieder nachläßt. Aber wie viele Menschen, bei denen die Krankheit (von sich aus) zurückging, mußten feststellen, daß sie plötzlich nach einer sorgenvollen Zeit wieder auftrat?

Nicht nur traurige oder unangenehme Erlebnisse verursachen die physiologischen Veränderungen, die mit Streß zusammenhängen. Emotionen wie übertriebene Glücksgefühle oder Aufregung lassen ebenfalls Streßfaktoren entstehen. Wahrscheinlich gehen jedoch mehr Streßzustände mit Kummer und unglücklichen Erfahrungen einher als mit übermäßiger Freude.

Klimatische Bedingungen können ebenfalls psychisch und physisch eine Rolle spielen. Eine Depression, die durch eine langanhaltende Schlechtwetterperiode verursacht wird, Wut über Wetterbedingungen, die eventuell die Urlaubspläne stören, Angst wegen möglicher Sturmschäden, die vielleicht am Haus verursacht werden könnten – all dies sind vom Wetter beeinflußte Streßsituationen, die über die normalen Unannehmlichkeiten, die durch Kälte, Hitze oder Feuchtigkeit verursacht werden, hinausgehen. Zu große Hitze ist ein ebenso wichtiger Streßfaktor wie zu große Kälte, eine Tatsache, die manchmal für Arthritispatienten in kalten Gebieten, die lieber in den Tropen leben würden, nicht einsichtig ist!

Umweltfaktoren spielen seit einigen Jahren als Streßursache eine immer wichtigere Rolle, z. B. die Lebensbedingungen in Hochhäusern, die Anonymität und Isolation in solchen Wohnblocks. Es wäre interessant, bei den Bewohnern einmal eine statistische Analyse durchzuführen, um festzustellen, welche Auswirkungen solche Umzüge auf arthritische Beschwerden haben. Streß beeinflußt Krankheitsprozesse auf vielfältige Weise. Er kann die Widerstandskraft eines Menschen gegenüber Schmerzen schwächen, was wiederum zu mehr Streß führt, so daß die Schmerzen weiter verstärkt werden usw. Streß kann auch die Hormonaktivität des Körpers so stark beeinflussen, daß sich die Physiologie des Körpers verändert. Wie kann man sich das erklären? Der Körper reagiert auf Krankheiten oder Gefühle mit chemischen Veränderungen. In manchen Fällen führen die adoptiven Kräfte zu der Entwicklung von Antikörpern, die ein spezifisches Antigen bekämpfen. Oder es findet eine hormonelle Stimulierung wie die Freigabe von Cortison durch die Adrenalindrüse statt, beispielsweise Angst oder Wut. Diese adoptiven Prozesse laufen im allgemeinen unwillkürlich ab, das heißt, der Mensch oder das Tier führt sie nicht absichtlich herbei. Doch unter Streßbedingungen können diese Prozesse so beeinflußt werden, daß die Resistenz gegenüber der Krankheit abnimmt. Im Fall von hormonellen Einflüssen ist es wahrscheinlich, daß diese auf eine Veränderung in der Hormonaktivität zurückgehen und nicht auf eine andere Konzentration oder Menge der vorhandenen Hormone.

Da Streßfaktoren hormonelle Aktivitäten beeinflussen können, die wiederum die Funktion unseres Körpers kontrollieren, ist es nicht schwer nachzuvollziehen, wie wichtig diese Emotionen für unsere Gesundheit sind.

Die Ernährung

Über den Einfluß auf arthritische Erkrankungen wurde schon viel gesagt. Es gibt so viele Nahrungsmittel, die von verschiedenen Denkrichtungen für schädlich gehalten werden, daß man kaum noch etwas essen könnte, wollte man sie alle ernst nehmen. Wie für viele andere Dinge gilt auch hier: »Des einen Freud ist des anderen Leid.«

Die Ernährung beeinflußt die physiologischen Aktivitäten des Körpers stark – davon kann man ausgehen. Welche Aktivitäten eintreten, hängt beispielsweise von der Verdauung und der Aufnahme der jeweiligen Nahrungsmittel ab. Die Aufnahme der Verdauungsprodukte ist der Schlüsselfaktor für das Stattfinden von logischen Prozessen.

Die Verdauung (oder ein Verdauungsproblem) kann die Symptome der Arthritis stark beeinflussen. Es kann durchaus zutreffen, daß Menschen, die behaupten, rotes Fleisch oder »säurehaltiges« Obst sei schlecht für Arthritis, tatsächlich von ungünstigen Verdauungsprozessen beeinflußt werden. Diese Prozesse werden wiederum Unwohlsein und vielleicht sogar Schmerzen auslösen, so daß andere Beschwerden (der Betroffenen) verschlimmert werden. Natürlich haben diese Nahrungsmittel negative Auswirkungen für die Betroffenen, da sie ihre Arthritis verschlimmern, und zwar eher aufgrund eines Streßfaktors als durch eine direkte biochemische Reaktion.

Um die Krankheit zu kontrollieren und als vorbeugende Maßnahme kann man bestimmte Ernährungsempfehlungen geben. Eine ausgewogene Ernährung aus frischem Gemüse, Meeresfrüchten, Molkereiprodukten, einigen Fleischsorten (aber speziell Leber und Nieren) ist förderlich. Wenn die wichtigen Nährstoffe aufgenommen werden, dann erhält der Körper die notwendigen Elemente für einen gesunden Stoffwechsel.

Sich gut, gesund und ausgewogen zu ernähren wurde in den letzten Jahren dadurch erschwert, daß Tiere und Feldfrüchte zum Schutz vor Krankheiten in der Wachstumsphase behandelt werden. Leider können einige der dabei verwendeten Injektionen, Sprays und Pulver auch in die Nahrungskette des Menschen gelangen. Obwohl es keine definitiven chemischen Beweise für den Zusammenhang dieser Substanzen mit arthritischen Störungen gibt, kann man davon ausgehen, daß sie wahrscheinlich nicht gerade hilfreich sind.

Viele körperliche Störungen treten auf, wenn Stoffwechselprozesse zusammenbrechen. Diese werden durch chemische Reize kontrolliert, die wiederum von den Enzymen aus der Nahrung ausgelöst werden. Wenn die Herkunft und die Ausnutzung der

Nahrung in Ordnung sind, sollten derartige Störungen nicht auftreten. Je besser der Körper ernährt wird, je fitter und physiologisch gesünder er ist, desto besser kann er sich Funktionsstörungen widersetzen.

Die Einschätzung neuer Behandlungsmethoden

Für arthritische Erkrankungen werden ständig neue, vielfältige Behandlungsmethoden vorgestellt. Der Rheumatologe muß sicher sein, daß die neuen Behandlungsmethoden effektiv sind und keine unangenehmen Nebenwirkungen haben. Um die Wirkungen dieser Behandlungsmethoden an Patienten unter sorgfältig kontrollierten klinischen Bedingungen durchzuführen, werden Versuchsreihen entwickelt. Das am häufigsten eingesetzte Verfahren ist der sogenannte »Doppelblindversuch«. Dabei erhält die Hälfte der Patientengruppe die Testsubstanz, während die andere Hälfte ein Mittel bekommt, das ähnlich aussieht, riecht usw., aber keine pharmakologische Wirkung zeigt (man bezeichnet es als Placebo). Weder der Arzt, der den Versuch durchführt, noch die teilnehmenden Patienten wissen, wer welche Substanzen erhält, bis die Versuchsreihe beendet ist. Diese Methode verhindert oder reduziert die Möglichkeit, daß Arzt oder Patient psychologisch beeinflußt werden.

Leider gibt es einige Faktoren außerhalb des klinischen Kontrollbereichs, die die Versuchsergebnisse beträchtlich beeinflussen können, speziell im Fall von Arthritispatienten. Obwohl die Ärzte, die diese klinischen Versuche durchführen, von diesen Faktoren wissen, wird der Arzt nicht immer unbedingt merken, daß sie tatsächlich Auswirkungen haben.

Einer der einflußreichsten Faktoren ist die Tatsache, daß bei den meisten Versuchen mit arthritischen Patienten ambulant behandelte Kranke/Betroffene als Versuchspersonen eingesetzt werden. Dadurch kann es zu einer höheren Ausfallrate kommen, weil die Betroffenen beispielsweise aufgrund schlechter Bedingungen, Streiks und so weiter Schwierigkeiten haben, zu den Untersuchungen ins Krankenhaus zu kommen.

Auch eine lange Wartezeit in einem kalten oder ungemütlichen Wartezimmer kann sich negativ auf den Patienten auswirken – ebenso wie die Abneigung, weiterhin an solchen Versuchen teilzunehmen.

Die Einstellung des Patienten zum Arzt ist bei derartigen Versuchen ebenfalls wichtig. Die beträchtlichen Unterschiede bei den verbalen Antworten auf Fragen und den Bemühungen, die für körperliche Übungen, mit denen die Reaktion auf die Behandlung gemessen wird, aufgewendet werden können, davon abhängen, ob der Patient den Arzt mag und sich Mühe gibt oder eher negativ eingestellt ist und sich auch dementsprechend verhält.

Man muß nicht erst erwähnen, daß eine neue Streßsituation zu Hause oder am Arbeitsplatz, die mit dem Versuch an sich nichts zu tun hat, aber während der Versuchszeit eintritt, die Reaktion des Patienten auf die getesteten Medikamente beträchtlich beeinflussen kann.

Es ist sehr leicht, derartige Testverfahren zu kritisieren, aber keineswegs leicht, Alternativen vorzuschlagen, die alle angesprochenen Punkte zufriedenstellend lösen. Dieser Teil des Buches soll jedoch keine destruktive Kritik sein. Ich möchte nur aufzeigen, daß derartige Untersuchungen durch Probleme außerhalb der Versuchsparameter beeinflußt werden können, da die Versuchspersonen Menschen sind. Glücklicherweise wird heute in einigen Testprotokollen ein ermutigender Trend sichtbar, wie z. B. die Einbeziehung von Einschätzungen der »Lebensqualität«. In vielen Fällen erfahren Versuchspatienten als Ergebnis einer bestimmten Behandlung eine beträchtliche Verbesserung ihrer Lebensqualität und ihres Wohlgefühls. Die bewerteten klinischen Parameter zeigen jedoch keine statistisch bedeutungsvolle Veränderung. Obwohl der Patient die Behandlung als wohltuend empfindet, muß ein Arzt, der nur klinische Parameter einsetzt, zu dem Schluß kommen, daß die Behandlung wirkungslos war.

Die Ärzte sind sich dieser Tatsache natürlich durchaus bewußt, und einige berücksichtigen heute auch mögliche Verbesserung der Lebensqualität des Patienten in ihren Versuchsprotokollen.

Daher können einige Naturprodukte, deren Wirkungen subtiler sind als die eines starken Medikaments, in Versuchen auf ihre Vorteile hinweisen, die normalerweise vielleicht als wertlos untergegangen wären.

3
Die Behandlung mit dem Muschelextrakt

Die Entdeckung

Wie die antiarthritischen Wirkungen der neuseeländischen grünen Muschel entdeckt wurden, darüber gibt es verschiedene Theorien. Die einen führen diese Entdeckung auf Untersuchungen im Bereich Ernährung durch einen amerikanischen Ingenieur namens Arthur Eriksen zurück. Daß eine Verbindung zwischen dem Nährwert und den antiarthritischen Eigenschaften besteht, erkannten danach Freunde von Herrn Eriksen, die feststellten, daß ihre arthritischen Probleme nach dem Verzehr eines von ihm vorbereiteten »Nährstoffextrakts« aus der Muschel verschwunden waren.

Andere Theorien gehen von Untersuchungen aus, bei denen es um die Erforschung potentieller Krebsmittel aus Meeresorganismen ging. Seit Anfang der sechziger Jahre wurden umfangreiche finanzielle Mittel (und Bemühungen) für die Suche nach Krebsmitteln, die von Natur aus in Meeresbewohnern vorkommen, aufgewendet. In dieser Zeit führte man in den Vereinigten Staaten ein Untersuchungsprogramm über Meeresmuscheln durch. Bei einem dieser Schalentiere, der neuseeländischen grünen Muschel *(Perna canaliculus)*, konnte man zwar keine krebsbekämpfende Wirkung feststellen, aber man fand eine entzündungshemmende Eigenschaft. Diesem Bericht kann man wohl Glauben schenken, da frühere Forschungen eine biologische Wirkung gegen Tumore und eine Art von Leukämie (bei Mäusen) festgestellt hatten, die ursprünglich vom Schalentier *Mercenaria mercenaria* ausging. Bei diesem Schalentier handelt es sich um eine Miesmuschel, die wie die neuseeländische Muschel eine zweischalige Muschel ist. Man kann sich unschwer die Begeisterung vorstellen, mit der man sich der Untersuchung anderer Schalentiere nach einem solchen Fund widmete.

Egal, welche dieser Entdeckungsgeschichten tatsächlich wahr ist – sicher ist, daß sie in den Vereinigten Staaten stattfand und daß die Ergebnisse an Neuseeland weitergeleitet wurden, da die Muschel *Perna canaliculus* in diesem Land heimisch ist. Die Untersuchungen und Forschungen in Neuseeland begannen 1973, und sie führten dazu, daß dieses Produkt in einer Form, die sowohl für den menschlichen als auch den tierischen Verzehr geeignet ist, in der ganzen Welt Verbreitung fand.

Die Produktion und Chemie des Extrakts der neuseeländischen grünlippigen Muschel

Der Extrakt wird in einer Produktionsanlage im westlichen Teil von Auckland hergestellt. Die Muscheln, die für diesen Extrakt verarbeitet werden, stammen jedoch sowohl aus Zuchtfarmen der Nord- als auch der Südinsel des Landes. In diesem Kapitel werden wir auf die wichtige Rolle, die das geographische Vorkommen der Muschel bei der Produktion eines effektiven und sicheren Produkts spielt, eingehen.

Die Auswahl der Muscheln

Die Kriterien, nach denen die Muscheln für die Produktion des Muschelextrakts ausgewählt werden, sind ihre Keimentwicklung, ihre Qualität (keine chemischen und mikrobiologischen Verunreinigungen) und ihre mögliche Beeinträchtigung durch Gifte, die im Meer vorkommen. Wenn die Muscheln in dieser Hinsicht als zufriedenstellend beurteilt worden sind, werden sie hinsichtlich ihrer »Aktivität« geprüft, um die Effektivität ihrer Wirkung festzustellen, denn ein befriedigender Zustand und Qualität sind nicht automatisch ein Garant für »Aktivität«.

Zur Herstellung eines sicheren Produkts gehören, darauf sollte an dieser Stelle hingewiesen werden, Tests an den Schalentieren. Sie sind zur Erfüllung aller oben erwähnten Anforderungen wichtig. (Auf die möglichen Gefahren durch Imitate wird an mehreren Stellen dieses Buches hingewiesen.) Für diese Tests werden Muschelproben aus den verschiedenen Zuchtregionen Neuseelands bereits vor der Ernte überprüft. Sind die Ergebnisse zufriedenstellend, werden die Muscheln geerntet, gekühlt (aber nicht tiefgefroren) und so schnell wie möglich zu einem weiterverarbeitenden Werk transportiert. Dort werden die Muscheln nach einer patentierten Methode weiterverarbeitet, auf die wir gleich zurückkommen werden.

Es wurde bereits erwähnt, daß die unterschiedlichen geographischen Standorte der Muschelzuchtgebiete wichtig sind, um ein sicheres und effektives Produkt herzustellen. Die Muscheln können nur während einer bestimmten Zeit des Jahres verwendet werden. Dafür gibt es zwei Gründe. Der eine hat mit dem Zustand und dem »Aktivitätsniveau« der Muscheln und der andere mit der möglichen

Verunreinigung durch Meeresalgen zu tun, die zu den bereits erwähnten Giftfaktoren führen. Beide Ursachen hängen mit der Temperatur des Meerwassers und dem Wetterverlauf zusammen. Sie lassen sich nicht genau vorherbestimmen, und daher sind ständige Tests erforderlich.

Glücklicherweise sind die Zuchtgebiete in Neuseeland gut verteilt, daher ist es höchst unwahrscheinlich, daß alle Muscheln zur gleichen Zeit unbrauchbar sind. Es ist auch offensichtlich, daß in manchen Gebieten eher unerwünschte Einflüsse auftreten als in anderen. Ständige Tests im Labor und regelmäßige Überwachung stellen sicher, daß für die Weiterverarbeitung nur geeignete Muscheln ausgewählt werden.

Die Produktion des Muschelextrakts

Der Muschelextrakt wird in Lizenz nach einem patentierten Verfahren hergestellt, das in Japan entwickelt wurde. Das Verfahren stellt sicher, daß die in Schalentieren vorhandene »Aktivität« nicht zerstört wird. Nur ein Unternehmen besitzt die Lizenz für diese Produktionsmethode. Dies ist ein weiterer Grund, warum man Vorsicht walten lassen sollte, wenn man das Produkt ausprobieren möchte.

Bei dieser Methode wird der Teil des Schalentiers, der die »Aktivität« enthält, extrahiert. Dies wird durch Zentrifugierung erreicht. Man erhält eine reichhaltige Flüssigkeit, die gefriergetrocknet wird, so daß eine Art cremefarbener Keks entsteht.

Die Gefriertrocknung ist wichtig, da sie den Flüssigkeitsgehalt des Produkts auf weniger als drei Prozent des Gewichts reduziert. Anschließend ist das Produkt auch hinsichtlich der mikrobiologischen Zersetzung, der Hydrolyse und ähnlichem stabil. Viele sind der Meinung, daß es sich bei der Gefriertrocknung einfach um die Entfernung von Wasser handelt, wobei jedoch keine große Hitze zum Herauskochen verwendet wird. Dies ist nicht richtig (und meiner Meinung nach sollte kurz erklärt werden, warum das nicht so ist). Gefriertrocknung bedeutet im Grunde, daß die Feuchtigkeit durch Vakuumdestillation entfernt wird. Der Vorteil dieser Vakuumdestillation besteht darin, daß Flüssigkeit bei niedrigen Temperaturen aus dem Produkt destilliert (herausgekocht) werden kann, wobei die Eiweißsubstanzen intakt bleiben, statt denaturiert – und damit inaktiv – zu werden.

Während des Gefriertrocknungsprozesses ist es wichtig, daß die Feuchtigkeit in dem gefrorenen Ausgangsprodukt direkt (in einer Phase) vom festen Zustand (Eis) in den Dampfzustand übergeht, ohne die flüssige Phase (Wasser) zu durchlaufen.

Dazu wird das Produkt gleichzeitig sowohl der Vakuumkühlung als auch einer Erhitzung ausgesetzt. Wenn diese Prozesse nicht sorgfältig kontrolliert werden und die Innentemperatur des Produkts nicht überwacht wird, können sich in den Eiweißmolekülen leicht Prozesse abspielen, die sie als Proteine aktiv werden lassen. Wenn man bei Proben desselben Flüssigkeitsextrakts verschiedene Gefriertrocknungsmethoden anwendet, erhält man Substanzen mit sehr unterschiedlichen Merkmalen.

Nach der Gefriertrocknung wird das Produkt in Keksform einem dreistufigen Auflösungsverfahren unterworfen, bei dem das feine Pulver entsteht, das entweder in Pulver- oder in Kapsel- oder Tablettenform verwendet wird.

Die Qualitätskontrolle

In allen Phasen – von der frischen Muschel bis hin zum fertigen Produkt in Kapselform – wird das Produkt ständig durch Proben überwacht. Dabei ist es genauso wichtig, während des Verarbeitungsprozesses in der Fabrik eine sekundäre Verunreinigung als auch eine Verunreinigung des Rohmaterials auszuschließen.

Die angewandten Tests beziehen sich auf die grundlegende chemische Zusammensetzung des Produkts, spezifische Verseuchungsstoffe wie Quecksilber, Cadmium, Zink und Blei, mikrobiologische Verseuchungsstoffe aus menschlichen oder tierischen Quellen und natürlich die Erhaltung der Produkt-»Aktivität«.

Das Unternehmen, das den Muschelextrakt produziert, arbeitet bei der Qualitätskontrolle mit fünf verschiedenen Labors zusammen.

Die chemische Zusammensetzung des Extrakts

Die Zahlen in Tabelle 2 zeigen die Grundzusammensetzung des Extrakts der neuseeländischen grünen Muschel, der durch die beschriebene patentierte Methode hergestellt wird. Obwohl es in der erweiterten Analyse des Produkts im Vergleich zu anderen Schalentieren natürlich Unterschiede gibt, haben erst Untersuchungen in jüngster Zeit gezeigt, welche Inhaltsstoffe für seine pharmakologische Aktivität verantwortlich sind. Bevor ich auf dieses keineswegs überraschende Ergebnis eingehe, möchte ich einige Anmerkungen zu der Grundanalyse in Tabelle 2 machen. Der Anteil der spezifischen Komponenten ist nicht besonders hoch, aber eine Wirkung hängt nicht immer von der Menge einer Substanz ab, sondern vielmehr von ihrer Zusammensetzung.

Tabelle 2 Die Grundbestandteile des Extrakts der neuseeländischen Muschel

Mineralstoffe	je 100 g		je 100 g
Natrium	5 g	Mangan	1 mg
Kalium	1 g	Kupfer	1 mg
Magnesium	350 mg	Nickel	0,4 mg
Kalzium	500 mg	Cadmium	0,4 mg
Eisen	30 mg	Blei	0,4 mg
Zink	5 mg	Quecksilber	0,01 mg

Vitamine			
B1	0–0,2 mg	B12	0–0,2 mg
B2	0–0,2 mg	C	0–0,2 mg
B3	0–0,4 mg	D3	0–0,3 mg
B6	0–0,2 mg	E	0–0,2 mg

Aminosäuren			
Cystein	2,3 g	Valin	1,5 g
Asparagin	3,2 g	Methionin	0,8 g
Threonin	1,4 g	Isoleucin	1,4 g
Serin	1,5 g	Leucin	2,1 g
Glutaminsäure	4,0 g	Tyrosin	1,2 g
Prolin	1,2 g	Phenylalanin	1,3 g
Glycin	4,0 g	Lysin	2,7 g
Alanin	1,7 g	Histidin	0,7 g
Cystein	0,2 g	Arginin	2,5 g

Nährstoffe	je 100 g
Protein (N x 6,25)	40–50 g
Lipide	15–20 g
Cholesterin	0,1–0,2 g
Kohlehydrate (gelöst)	5–15 g
Mineralasche	20–30 g
Feuchtigkeit weniger als	3 g

Proteine sind sehr komplexe Moleküle, die aus einzelnen Aminosäuren bestehen, genau wie einzelne Wörter aus den Buchstaben des Alphabets gebildet werden. Eine Liste von Aminosäuren oder auch ihre jeweiligen Eigenschaften sagen also nichts Definitives über eine Substanz aus. Wenn wir beispielsweise die Buchstaben S, T, O und P nehmen, die vier Aminosäuren darstellen sollen, können wir daraus zwei völlig unterschiedliche Proteine analog zu den Wörtern POST und STOP bilden. Beide Proteine hätten dieselbe Aminosäureanalyse, aber eine völlig andere Zusammensetzung.

Erinnern wir uns daran, daß einige der tödlichen Gifte Proteine aus dem Meer sind, die aus denselben Aminosäuren bestehen wie unsere Lieblingsfische, die wir wegen ihres großen Nährstoffgehalts essen! Glücklicherweise unterscheiden sich die Anordnung der Säuren und ihre Verbindungen innerhalb der Eiweißzusammensetzung stark, und genau darauf ist die pharmakologische Wirkung zurückzuführen.

Da die Muscheln im Meerwasser leben, ist ihr Mineralgehalt sehr ausgewogen. Das Meer enthält alle uns bekannten Mineralien. Einige sind in der Analyse des Muschelextrakts in Tabelle 2 aufgeführt, dabei handelt es sich jedoch nur um die in höheren Konzentrationen vorhandenen Mineralien. Muscheln haben genau wie andere Schalentiere, die das Meerwasser filtern, die Fähigkeit, Mineralien oder andere im Meerwasser enthaltene Substanzen zu konzentrieren. Daher kann man in Schalentieren höhere Anteile der Mineralelemente finden als in dem Wasser, in dem sie leben. Wenn diese Elemente für den menschlichen Körper nützlich und nicht giftig sind, dann stellen die Muscheln und der Muschelextrakt eine ausgezeichnete, ausgewogene mineralische Ergänzung dar.

Der Anteil von Lipiden (Fetten und Ölen) im Extrakt hängt von den verwendeten Schalentieren ab und ist zudem von der Jahreszeit abhängig, ist jedoch meistens dann am höchsten, wenn die Schalentiere in ihrem Bestzustand sind. Da es sich um Lipide aus dem Meer handelt, ist ihr größter Anteil mehrfach ungesättigt, sie verursachen also nicht die Probleme, die im allgemeinen mit Cholesterin in Verbindung gebracht werden. Einige Wissenschaftler befürworten die Verwendung von Lipiden aus dem Meer in Form von verarbeiteten Fischölen, um Erkrankungen wie Arteriosklerose zu behandeln oder sogar zu verhindern. Das soll nicht heißen, daß der Muschelextrakt in dieser Hinsicht irgendwelche Vorteile bietet. Ich möchte damit nur sagen, daß die Verwendung einiger Fischöle für die Funktionen von Arterien und Blutgefäßen eine therapeutische und keine schädigende Wirkung hat.

Cholesterin selbst ist normalerweise in einer Menge von 0,1–0,2 Prozent vorhanden und damit zu vernachlässigen, vergleicht man dies mit dem Cholesteringehalt von Eiern, der im Durchschnitt bei 0,5–0,6 Prozent liegt. Durch den Verzehr von etwa 1 g Muschelextrakt pro Tag würde man 1–2 mg Cholesterin aufnehmen. Bei einem durchschnittlich großen Ei von etwa 50 g Gewicht pro Tag wären es bereits 250–300 mg.

Die in der Analyse aufgeführten Vitamine kommen alle natürlich vor, das heißt, sie wurden dem Extrakt nicht als Zusatz hinzugefügt. Die Mengen sind gering, und der Extrakt sollte daher nicht als Vitaminzusatz betrachtet werden. Meiner Meinung nach sind Vitaminergänzungen jedoch oft überzogen und verschwenderisch. Wenn man sich einigermaßen ausgewogen ernährt, braucht der Körper keine zusätzlichen Vitamine oder höchstens minimale Mengen zur Ergänzung.

Welcher Teil des Extrakts hat die therapeutischen Eigenschaften?

Dies weiß man erst seit einiger Zeit. Manche Leser wundern sich vielleicht, warum es solange gedauert hat, die aktiven Bestandteile des Muschelextrakts zu finden. Aufgrund der Komplexität der molekularen Strukturen in Naturprodukten aus dem Meer sind die Untersuchungen eine zeitaufwendige Aufgabe, wenn man bedenkt, daß jeder Fraktionierungsschritt durch eine Bioanalyse überprüft werden muß.

Es ist bekannt, daß die grünlippige Muschel Neuseelands mindestens zwei Formen von pharmakologischer Aktivität aufweist: eine ist entzündungshemmend, die zweite schützt den Magen. Beide Eigenschaften sind bei der Behandlung von arthritischen Erkrankungen vorteilhaft. Die entzündungshemmende Eigenschaft ist auf eine Proteinhälfte zurückzuführen, die mit natürlich auftretenden Glykogenmolekülen im Extrakt in Verbindung steht.

Glykogen ist ein Polysaccharid (Zucker) und in der Natur weitverbreitet. Andere Moleküle, die an der Oberfläche des Glykogenmoleküls befestigt sind, etwa Proteine oder Lipide (Fette) unterscheiden sind jedoch in ihrer Zusammensetzung je nach Glykogenquelle. So würde beispielsweise die Gesamtstruktur eines aus einer Kartoffel gewonnenen Glykogens plus Oberflächenmolekülen anders aussehen als ein Glykogenkomplex aus Meeresfrüchten.

Glykogen selbst weist keine entzündungshemmenden Eigenschaften auf. Daher muß man den Schluß ziehen, daß diese Akti-

vität des Muschelextrakts entweder (unabhängig oder synerge-
tisch) auf die mit der Oberfläche des Glykogens verbundenen
Moleküle zurückzuführen ist oder auf die Kombination dieser
Moleküle mit dem Glykogenmolekül. Das Forschungsprogramm
konnte dank systematischer Experimente die Molekülkombi-
nation identifizieren, die für den entzündungshemmenden Faktor
verantwortlich ist.
Die magenschonenden Eigenschaften der grünlippigen Muschel
Neuseelands sind auf den Lipidanteil (Fettgehalt) des Produkts
zurückzuführen. Sie sind sehr bedeutsam, da viele medikamentöse Therapien zur Behandlung von arthritischen Erkrankungen
die Magenschleimhaut schädigen, von einfachen Blutungen bis
hin zur Geschwürbildung. Der Muschelextrakt verhindert eine
Schädigung nicht nur, sondern kann helfen, die schädigenden
Wirkungen anderer Mittel, die gleichzeitig eingenommen werden,
zu verringern. Freilich kann man den Magen auch durch (den
vernünftigen Einsatz von) Lakritze oder sogar Brot schützen.
Doch während diese Substanzen die entzündungshemmende
Wirkung der Behandlung abschwächen, wird sie durch den
Muschelextrakt noch verstärkt.
Die Erforschung des Muschelextrakts geht weiter, die bereits
durchgeführten Programme und ihre Ergebnisse werden in Kapi-
tel 4 zusammengefaßt.

Die Behandlung mit dem Muschelextrakt

Häufig wird folgende Frage gestellt: »Wenn diese Behandlung
aus dem Meer so großartig ist, warum wird dann nicht mehr für
sie geworben, und warum wird sie nicht von jedermann empfohlen?« Diese Frage ist durchaus berechtigt. (Und soll hier beantwortet werden.)
Die Antwort auf den ersten Teil der Frage hat zwei Aspekte.
Erstens wirkt der Muschelextrakt bei einigen Menschen großartig, bei anderen gut, während er manchen Menschen überhaupt
nicht hilft. Dies trifft auf alle Medikamente zu, und es gibt sicherlich kein einziges Mittel, das allen Menschen hilft. Zudem ist der
Muschelextrakt kein »Wundermittel«. Er ist so wirkungsvoll wie
die meisten gegen Arthritis verwendeten Medikamente, ohne
jedoch die ernsten Nebenwirkungen dieser Mittel zu zeigen.
Zweitens ist das Produkt nicht als »Medikament« registriert. In
den meisten Ländern gibt es Gesetze, nach denen nur für als
»Medikamente« registrierte Produkte geworben werden darf,
indem auf ihren therapeutischen Wert hingewiesen wird. Das ist
(im Grunde) vernünftig, da die Öffentlichkeit auf diese Weise vor

betrügerischen Behauptungen skrupelloser Hersteller geschützt wird. Bevor mit der therapeutischen Wirkung eines »Medikaments« geworben werden darf, müssen langwierige und teure Tests durchgeführt werden, um diese Wirkung zu beweisen.

Der Muschelextrakt wurde den meisten Tests, die bei Medikamenten angewendet werden, unterzogen. Sie bewiesen, daß er wirkt und verläßlich ist. Er wird jedoch immer noch als »Reformkost« oder »Nahrungsergänzung« klassifiziert. Obwohl also eine therapeutische Wirkung vorhanden ist, darf damit noch nicht geworben werden. Erst wenn das Produkt als Medikament registriert wird, darf für seine therapeutischen Eigenschaften geworben werden. Das wird hoffentlich bald der Fall sein.

Üblicherweise werden bei neuen therapeutischen Substanzen Versuche mit Tieren unter Laborbedingungen durchgeführt. Sie sollen belegen, daß die Substanz für den Menschen sicher ist, und herausfinden, welche physiologischen Änderungen sie verursachen. Diese wichtige Forschungsarbeit kann nicht ohne Versuchstiere – normalerweise im Labor gezüchtete Ratten oder Mäuse – durchgeführt werden. Hinzu kommen klinische Versuche mit Menschen, bei denen die Substanzen unter Testbedingungen eingesetzt werden. Die Ergebnisse dieser Forschungsarbeiten mit dem Muschelextrakt als Testsubstanz bilden die Grundlage dieses Kapitels. Detaillierte Kommentare zu den einzelnen Forschungsprogrammen folgen in Kapitel 4.

Der Erfolg des Muschelextrakts bei der Behandlung von arthritischen Symptomen (von verschiedenen Formen der Arthritis) bei Menschen auf der ganzen Welt lenkte das Forschungsinteresse auf dieses Produkt. Wissenschaftliche Institute in vielen Ländern einschließlich Neuseeland, Australien, Japan, den Vereinigten Staaten, Deutschland, Holland, der Schweiz und Frankreich haben zu den hier beleuchteten Resultaten beigetragen.

Häufig wurden die Forschungsarbeiten durch Bekannte oder Verwandte von Mitarbeitern in Krankenhäusern oder Forschungszentren angeregt, die die wohltuende Wirkung der Muschelextraktkapseln, die ihnen wahrscheinlich (von Verwandten) aus Neuseeland geschickt worden waren, erlebten. In jüngerer Zeit haben viele Urlauber in Neuseeland das Produkt für sich selbst entdeckt und befreundeten Wissenschaftlern von den Erfolgen berichtet. Oder sie haben die Produktionsstätte in Auckland besucht, um Interessierten zu Hause davon zu erzählen.

Die Behandlung

Der Muschelextrakt wird regelmäßig jeden Tag in Tabletten- oder Kapselform eingenommen. Das feine, in der Fabrikationsanlage aus den Muscheln gewonnene Pulver wird in harte Gelatinekapseln gefüllt, die etwa 230 mg oder 350 mg Nettogewicht an Extrakt pro Kapsel enthalten. Die normale Dosis pro Tag beträgt entweder 5 der 230-mg-Kapseln oder 3 der 350-mg-Kapseln. Die Kapseln sollten vor dem Essen und nicht zwischen den Mahlzeiten eingenommen werden, um das Risiko von Magenverstimmungen möglichst gering zu halten.

Ob die tägliche Dosis mit einer Mahlzeit eingenommen oder über mehrere Mahlzeiten verteilt wird, scheint kaum Auswirkungen auf die Resultate zu haben.

Die meisten Menschen stellen natürlich als erstes die Frage, wie lange es dauert, bis erste Ergebnisse spürbar sind. Die zweite Frage lautet normalerweise: »Muß ich die Kapseln für immer einnehmen?« Obwohl es bestimmte Reaktionsmuster auf das Produkt gibt, wie Versuche und allgemeine Erfahrungen bei der weitverbreiteten Anwendung während der letzten 20 Jahre gezeigt haben, muß betont werden, daß Menschen – wie bei anderen Medikamenten auch – ganz individuell reagieren. Während also jemand auf eine bestimmte Behandlung innerhalb von ein bis zwei Tagen anspricht, kann es bei einem anderen Wochen dauern, und ein Dritter zeigt möglicherweise gar keine Reaktion.

Im allgemeinen stellen sich die ersten Anzeichen für eine Verbesserung der Symptome nach vier bis sechs Wochen ein, wenn das Muschelextrakt regelmäßig eingenommen wurde. Es gibt jedoch auch viele Fälle, in denen die Betroffenen bereits in der ersten Einnahmewoche Reaktionen festgestellt haben. Andere haben das Mittel sechs Wochen lang angewendet, bevor sich eine Besserung einstellte. Wie bei allen Medikamenten geht es hier um empirische Erfahrungen.

Die Antwort auf die zweite Frage ist nicht einfach. Über mehrere Jahre haben sich drei verschiedene Verwendungsmuster herausgeschält. Beim ersten wurden die Kapseln regelmäßig bei voller Dosierung eingenommen, bis sich befriedigende Ergebnisse einstellten. Danach konnte das Produkt abgesetzt werden.

Beim zweiten Muster wurden die Kapseln regelmäßig eingenommen, bis man zufriedenstellende Ergebnisse erzielte. Anschließend wurde die tägliche Dosierung auf ein bis zwei Kapseln reduziert. In manchen Fällen war dies unabdingbar, um den erreichten Zustand beizubehalten, denn wenn die Kapseln nicht mehr eingenommen wurden, traten die arthritischen Symptome in einigen Fällen nach zwei oder drei Tagen wieder auf. Aber dieser Einnahmerhythmus wird in vielen Fällen auch unnötigerweise befolgt. Normalerweise erklären die Betroffenen, daß sie solche Angst vor einem Rückfall haben, daß sie lieber kein Risiko eingehen und prophylaktisch ein bis zwei Kapseln pro Tag einnehmen. Beim dritten Muster wurde die volle Dosis des Produkts verwendet, bis man befriedigende Resultate erhielte. Dann wurde es ganz abgesetzt. Wenn jedoch die Symptome wieder auftraten (manchmal nach mehreren Monaten, manchmal erst nach Jahren), führte eine kurzfristige Einnahme der vollen Dosis wieder zu einer beschwerdefreien Zeit, in der man die Kapseln nicht mehr einnehmen mußte.

Kann der Muschelextrakt Arthritis verhindern?

Es wurde auch die Frage gestellt, ob der Muschelextrakt vorbeugende Wirkung hat. Mit anderen Worten: Kann eine regelmäßige Einnahme des Produkts eine Arthritis verhindern? Die Antwort lautet: Wir wissen es nicht. Es gibt keine Hinweise darauf, daß das Produkt vorbeugende Eigenschaften hat. Sie zu erhalten ist bei einer Krankheit wie der Arthritis im allgemeinen äußerst schwierig.

Nichtspezifische Fälle und rheumatische Erkrankungen im allgemeinen

Alle klinischen Versuchsreihen im Zusammenhang mit dem Muschelextrakt beziehen sich auf diagnostizierte Fälle von rheumatoider Arthritis und Arthrose. Es gibt jedoch viele Berichte über die Behandlung anderer Formen der Arthritis wie Lumbago, Schleimbeutelentzündung, Muskelrheumatismus, Karpaltunnelsyndrom und nicht diagnostizierter Schmerzen. Obwohl diese (spezifischen) Krankheiten nicht in (speziellen) klinischen Studien untersucht wurden, gibt es genug – subjektive – Hinweise von Menschen aus aller Welt, aus dem tropischen Afrika und allen Temperaturzonen bis zu den arktischen Gebieten Skandinaviens, Polens und Rußlands, die zeigen, daß derartige Symptome durch die Verwendung des Mittels erleichtert werden können. Dies sollte nicht weiter überraschen, denn die Symptome ähneln (im Grunde) denen der zwei häufigsten und ernstesten Formen der Krankheit.
Bei wetterfühligen Menschen, die unter nicht spezifischen, und nicht diagnostizierten rheumatischen Störungen leiden, führte der

Muschelextrakt häufig zu positiven Resultaten. Diese Menschen können nasses Wetter vorhersagen, da ihre Gelenke schmerzen, wenn ein Tief im Anzug ist. Nach der Einnahme des Extrakts konnten sie keine Vorhersagen mehr treffen, da die Schmerzen verschwunden waren.

In anderen Fällen traten bei kaltem oder feuchtem Wetter keine Schmerzen oder Gelenksteife auf. Es geht hier also nicht um spezifische, definitive Dinge, sondern einfach um eine bessere Lebensqualität, die darauf beruht, daß die unspezifischen Schmerzen verschwinden.

Schadet es, mehr als die empfohlene Dosis zu nehmen?

»Ist das Produkt gefährlich oder schädlich, wenn zuviel eingenommen wird?« Diese Frage wird häufig gestellt und das mit Recht. Es wurde bereits an anderer Stelle erwähnt, daß »natürlich« nicht unbedingt »sicher« heißt. Die Behauptung, daß »natürlich gleichbedeutend mit sicher« sei, wurde von einigen Befürwortern von Naturheilmitteln aufgestellt. Naturprodukte für medizinische Zwecke einzusetzen ist, wo möglich, höchst wünschenswert. Doch bei der Auswahl und Dosierung jedes Mittels – sei es natürlich oder synthetisch – ist Vorsicht angebracht.

Beim Muschelextrakt führt auch ein Vielfaches der normalen Dosis nicht zu Schäden. Es gibt Berichte von Personen, die bessere oder vielleicht schnellere Ergebnisse erzielten, wenn sie die Dosis verdoppelten. Untersuchungen der Toxizität im Labor haben ergeben, daß es selbst bei der 120fachen Menge der normalen Dosierung nicht zu giftigen Wirkungen kam. Obwohl kontrollierte klinische Studien noch nicht bestätigen konnten, daß höhere Dosierungen zu schnelleren oder besseren Ergebnissen führen, ist dies durchaus möglich. Die empfohlene Dosis von etwa 1 g Extrakt pro Tag ist recht niedrig.

Wechselwirkungen mit anderen Medikamenten

Könnte der Muschelextrakt mit anderen Medikamenten reagieren, die gleichzeitig eingenommen werden? Ja, natürlich könnte das der Fall sein. Das hängt von der Art der Medikamente ab. Im allgemeinen läßt sich sagen, daß der Extrakt sich nicht ungünstig auf Medikamente, die normalerweise zur Behandlung arthritischer Erkrankungen oder als Schmerzmittel eingesetzt werden, auswirkt. Wenn man an die Zusammensetzung des Extrakts denkt, überrascht dies nicht weiter.

Wenn es um Medikamente gegen andere Erkrankungen geht, sollte man sich von seinem Arzt beraten lassen (wie immer, wenn mehrere Medikamente gleichzeitig eingenommen werden). Dabei geht es nicht nur darum, eine negative Interaktion zwischen Muschelextrakt und den anderen Medikamenten auszuschließen, sondern auch darum, die Wirkung eines bestimmten Aspekts des Medikaments, die sich ändern oder durch ein anderes Produkt aufgehoben werden könnte, sorgfältig zu überwachen.

Seit der Muschelextrakt der Allgemeinheit zugänglich ist, wurden keine ungünstigen Interaktionen zwischen Extrakt und anderen Medikamenten bekannt.

Was für Ergebnisse kann man erwarten?

Wir wollen für einen Augenblick die Ergebnisse ohne klare Wirkungen, die nach Einnahme des Muschelextrakts eintraten, außer acht lassen und uns mit extrem guten Heilerfolgen befassen: Sie reichen von einfachen Fällen, in denen eine Patientin mit Arthritis der Hände wieder schreiben, stricken und Gläser mit Drehverschluß öffnen konnte, nachdem sie jahrelang nicht dazu in der Lage gewesen war, bis hin zu Patienten, die bettlägerig waren oder im Rollstuhl saßen, unter ständigen Schmerzen und Depressionen litten, und die jetzt wieder ein normales Leben führen, tanzen gehen, im Garten arbeiten und schwimmen gehen können. Die Mehrheit der Fälle liegt irgendwo zwischen diesen beiden Extremen.

Aber wir können nicht nur Erfolge präsentieren und die negativen Ergebnisse verschweigen. Nichts ist hundertprozentig effektiv und wird es wohl auch nie sein. In einigen Fällen mußten Patienten, die unter Schmerzen und Bewegungsunfähigkeit litten, nach der Einnahme des Muschelextrakts enttäuscht feststellen, daß er ihnen überhaupt nicht geholfen hat. Manchmal verschlechterte sich ihr Zustand sogar, weil sie Zeit für eine Behandlung aufwendeten, die für sie wirkungslos blieb. Die Betroffenen waren darüber besonders unglücklich, wenn sie das Produkt einsetzten, weil sie positive Ergebnisse bei anderen beobachtet hatten. Natürlich fragen sich diese Menschen, warum das Produkt bei ihnen nicht dieselbe Wirkung zeigt. Die einfache Antwort lautet, daß wir es nicht wissen und nur darauf hoffen können, daß ein anderes, relativ harmloses Produkt ihnen helfen wird. Wenden wir uns wieder den Erfolgen zu. Bei klinischen Versuchen in Glasgow im Jahr 1980 lagen sie bei Patienten mit rheumatoider Arthritis etwa bei 60 Prozent und bei über 30 Prozent bei Patienten mit Arthrose. Wie lassen sich die unterschiedlichen Reaktionen auf die Behandlung erklären?

Normalerweise nahmen als erste Zeichen einer Besserung die Schmerzen leicht ab, manchmal hatten die Patienten im betroffenen Körperteil mehr Bewegungsfreiheit. Sie konnten seit langer Zeit nachts wieder durchschlafen (dies traf normalerweise auf Menschen mit Arthrose der Hüfte zu). Andere konnten wieder ohne Schmerzen und eingelegte Pausen zum Laden an der Ecke gehen. (Natürlich wurden noch viele andere Kommentare abgegeben.) Viele Frauen berichteten, daß sie sich wieder selbst die Haare kämmen oder den Rückenreißverschluß eines Kleides ohne Hilfe zumachen konnten. Wer noch nicht unter arthritischen Schmerzen und Einschränkungen gelitten hat, dem mögen derartige erste Zeichen einer Verbesserung sehr trivial scheinen, doch das stimmt nicht. Es sind große Erfolge, die jemanden, der längere Zeit nicht in der Lage war, bestimmte Dinge zu tun, sehr ermutigen.

Je besser das Mittel wirkt, desto mehr lassen die Schmerzen nach, treten weniger häufig auf und verschwinden möglicherweise ganz. Eingeschränkte Bewegungsfreiheit läßt nach, bis in vielen Fällen wieder die normale Beweglichkeit der Gliedmaßen erreicht wird.

Ich möchte jedoch darauf hinweisen, daß die Reaktionen unterschiedlich sind. Manche Patienten leiden nicht mehr unter Schmerzen, haben aber noch immer einige Probleme mit der Bewegungsfähigkeit; andere können sich wieder frei bewegen, haben aber hin und wieder Schmerzen und so weiter. Man hat über mehrere Jahre hinweg festgestellt, daß einige wirklich schwere Fälle, die seit langem unter der Krankheit litten, fast hundertprozentig reagierten, so daß die Symptome völlig zurückgingen. Andererseits gab es auch leichte Fälle, bei denen die Behandlung im Frühstadium nur zu mäßigem Erfolg führte.

Aufgrund allgemeiner Erfahrungen und klinischer Versuchsergebnisse läßt sich sagen, daß das Alter des Erkrankten oder die Dauer der Störung keine Bedeutung haben, was die Erfolgsrate der Behandlung angeht. Der Autor war persönlich Zeuge von erfolgreichen Behandlungsergebnissen bei bereits fast Achtzig-jährigen, aber auch bei einem Kind, das noch keine zwei Jahre alt war. Mehrere Kinder im Schulalter, die unter der Stillschen Krankheit litten, wurden mit den Muschelextraktkapseln erfolg-reich behandelt.

Könnten die Ergebnisse nicht psychologische Ursachen haben oder auf den natürlichen Rückgang der Krankheit zurückzuführen sein?

Ja, zweifellos könnten einige der erfolgreichen Ergebnisse auf die starke Wirkung eines psychologischen Reizes zurückzuführen sein. Es gibt jedoch hinreichend Beweise dafür, daß dies nicht der wahre Grund für den Erfolg ist. Die klinischen Versuche und die Arbeit im Labor schließen die Möglichkeit psychologischer Ein-flüsse bei den Tests eines Produkts aus. Bei klinischen Versuchen mit menschlichen Patienten wird diese Reaktion als »Placeboef-fekt« bezeichnet. Er tritt oft bei Versuchen mit neuen Produkten auf und resultiert aus der Hoffnung oder dem Glauben des Pati-enten, daß das neue Produkt ihm helfen wird. Aus diesem Grund erhält die Hälfte der Patienten ein Placebo (etwa eine Zuckerkap-sel oder ein anderes harmloses, aber nicht effektives Mittel) und die andere Hälfte die Versuchssubstanz. So wurde auch beim Muschelextrakt verfahren. Außerdem hat sich bei früheren Untersuchungen (von menschlichen Patienten in der klinischen Forschung) gezeigt, daß der psychologische Effekt bei Menschen, die unter Arthritis leiden, im allgemeinen nur etwa sechs Wochen lang anhält. Angesichts der vielen Menschen, bei denen keinerlei Symptome mehr vorhanden sind, nachdem sie den Extrakt vor vielen Jahren verwendet haben, kann dieser Erfolg nicht auf eine psychologische Wirkung zurückgeführt werden.
Auch viele Tiere wurden erfolgreich mit dem Muschelextrakt behandelt. Obwohl Hunde und Katzen das Produkt bereitwillig akzeptieren, ist dies beispielsweise bei Pferden nicht der Fall. Bei diesen Tieren wurde das Mittel unter das Futter gemischt. Die Tatsache, daß Tiere, die unter verschiedenen Formen arthriti-scher Erkrankungen leiden, so gut auf das Produkt reagiert haben, schließt eine psychologische Reaktion völlig aus.
Arthritis kann von sich aus abklingen, und es ist durchaus mög-lich, daß es sich bei einigen der erfolgreichen Fälle, die der Wir-kung des Muschelextrakts zugeordnet werden, um einen natürli-chen Rückgang der Krankheit handelt, der zugleich mit der Behandlung eintrat. Wir wissen es einfach nicht sicher. Man könnte jedoch dasselbe von jeder anderen Therapie behaupten, und – was noch wichtiger ist – den betroffenen Patienten ist es eigentlich egal, solange sie wieder gesund werden.

Gibt es Nebenwirkungen?

Man kann sich kaum vorstellen, daß es Substanzen ohne jede »Nebenwirkung« gibt. Selbst eine inaktive Substanz kann eine Nebenwirkung haben, etwa indem sie einen Durchgang blockiert oder zu einer Wucherung führt. Die Frage sollte eher lauten, um *was für* Nebenwirkungen es sich handelt, da die verursachten Probleme von Art und Ausmaß solcher Wirkungen abhängen.

Der Muschelextrakt verursacht keine ernsten, negativen Nebenwirkungen, besonders nicht diejenigen, die häufig mit der medikamentösen Behandlung arthritischer Erkrankungen einhergehen. Wenn das echte Produkt eingesetzt wird, zeigt der Muschelextrakt nur die unten aufgeführten milden Nebenwirkungen. Nur wenn jemand Imitate mit unbekannter Zusammensetzung verwendet hat, die offensichtlich nicht der bereits beschriebenen Qualitätskontrolle unterlagen, kam es zu ernsteren Nebenwirkungen. Bei dem hier vorgestellten Muschelextrakt können folgende Nebenwirkungen auftreten:

1. Bei einigen Patienten kam es zu einer klassischen Allergiereaktion mit Übelkeit, Schwindel und manchmal zu Hautausschlägen. Diese Reaktion entsprach ganz der typischen Allergie auf andere Dinge und ging schnell zurück, wenn das Produkt abgesetzt wurde.
2. Eine beträchtliche Anzahl der Menschen, die das Produkt verwendeten, berichtete von stärkeren Schmerzen, bisweilen in Körperteilen, mit denen sie bisher keine arthritischen Probleme hatten. Die Schmerzen, die manchmal sehr stark waren, wurden von einem kribbelnden Gefühl begleitet. Diese Reaktionen stellten sich jedoch nur vorübergehend ein und gingen normalerweise sehr guten Ergebnissen voraus.
3. Viele Versuchspersonen litten unter Durchfall, Verdauungsstörungen und leichter Verstopfung. Mögliche Verdauungsstörungen können beträchtlich reduziert werden, indem man die Kapseln vorzugsweise mit einem kalten Getränk, beispielsweise Obstsaft, direkt vor der Mahlzeit einnimmt.

Obwohl es sich im Grunde nicht wirklich um eine Nebenwirkung handelt, sollte darauf hingewiesen werden, daß viele Menschen den Geruch des Muschelextrakts als unangenehm empfinden und allein darauf mit leichter Übelkeit reagieren. Dieses Problem läßt sich leicht überwinden, indem man die Kapseln vor der Einnahme auf einen Teller legt. Der starke Geruch ist nur vorhanden, wenn sich die Kapseln in der Flasche befinden.

Eine angenehme Nebenwirkung!

Nebenwirkungen müssen nicht immer unangenehm sein. Da man den Muschelextrakt vor allem wegen seiner entzündungshemmenden oder antiarthritischen Aktivität anwendet, könnte man eine seiner Nebenwirkungen sicherlich als angenehm bezeichnen. In fast allen Fällen, bei denen der Extrakt zur Behandlung von Mensch oder Tier eingesetzt wurde, beobachtete man eine verstärkte »Vitalität« oder ein gesteigertes »Wohlgefühl«. Zwar kam es bei wenigen Patienten nicht zu einer Erleichterung der Schmerzen oder gesteigerter Mobilität, aber zu einem besseren Allgemeinbefinden. Häufig erklärten die Betroffenen, daß sie sich viel besser fühlten und den Wunsch verspürten, wieder etwas zu unternehmen. Natürlich hängt dies auch mit einer Erleichterung der arthritischen Symptome zusammen. Derartige Kommentare wurden jedoch zu häufig (und zu allgemein) geäußert, als daß man sie als Zufall abtun könnte. Auch Tiere waren aktiver. Die Besitzer berichteten, daß ihre alten und normalerweise müden und lethargischen Hunde plötzlich sehr lebendig waren und sie bereits an der Tür mit der Leine im Maul begrüßten, um ausgeführt zu werden. Alte Hunde (speziell Neufundländer und Schäferhunde), die eigentlich aufgrund von Alter und Krankheit hätten eingeschläfert werden sollen, lebten noch drei oder vier Jahre zufrieden weiter, nachdem sie wegen einer Fehlentwicklung der Hüfte mit dem Muschelextrakt behandelt worden waren.

Ein Mitarbeiter einer klinischen Versuchsreihe, bei der Menschen mit dem Extrakt behandelt wurden, berichtete, daß das gesteigerte »Wohlgefühl« einer der schwierigsten zu bewertenden Aspekte bei den Patientenreaktionen auf die Behandlung mit Muschelextrakt war. Nach Meinung des Autors spielt dieser Faktor bei der Behandlung eines Arthritispatienten eine wichtige Rolle. Ein Patient, der sich besser fühlt und wieder aktiv werden will, optimiert so die Reaktion auf die antiarthritische Behandlung.

Die Verwendung des Mittels durch Athleten

Dieser Aspekt kann auch für Sportler, die Leichtathletik oder Ausdauersport betreiben, vorteilhaft sein. Obwohl nicht speziell für diesen Einsatz des Produkts geworben wurde, zeigt die Erfahrung von Betroffenen, daß der Muschelextrakt auch hier von Nutzen sein kann.

Es gibt nach dem Kenntnisstand des Autors keine klinisch belegten Beweise, daß der Muschelextrakt die athletische Leistung verbessert. Ein Läufer wird durch die Einnahme des Produkts seine normale Laufleistung nicht steigern. Man könnte jedoch spekulieren, ob das Produkt nicht die Vitalität des Athleten und damit seine Ausdauer verbessert, so daß er über längere Zeit mit größerer Geschwindigkeit laufen könnte. Vielleicht läßt sich so die Tatsache erklären, daß Athleten in verschiedenen Sportarten behaupten, ihre Leistung habe sich durch Einnahme des Extrakts verbessert.

Vor einigen Jahren berichteten britische Zeitungen von einem bekannten Athleten, der gerade ein wichtiges Sportereignis gewonnen hatte. Der Athlet erklärte, daß er erst kürzlich, nachdem er sich von einer schweren arthritischen Erkrankung erholt hatte, wieder sportlich aktiv geworden sei. Er führte dies auf den Muschelextrakt zurück, der ihm von einem Fußballtrainer empfohlen worden war. Dessen Team nahm das Mittel regelmäßig ein.

Bei zwei anderen Fällen geht es um Marathonläufer, die beide aus Neuseeland stammen. Die eine Sportlerin ist bereits über achtzig – sie läuft immer noch und gewinnt wichtige Marathonläufe für Senioren. Der andere, ein Mann in mittleren Jahren, der den Sport wegen einer Arthritis hatte aufgeben müssen, fühlte sich nach der Einnahme des Muschelextrakts so fit und wohl, daß er wieder an Marathonläufen teilnehmen konnte. Seitdem bestritt er mit Erfolg wichtige Läufe in den USA, Europa und Japan.

Läßt sich diese Eigenschaft des Muschelextrakts erklären?

Es gibt bisher keine sicheren klinischen Beweise, die belegen, daß das Mittel so wie von den Athleten beschrieben wirkt. Solche Beweise könnten den Mechanismus erklären, mit dem der Extrakt den »Vitalitäts«- oder »Wohlfühl«-Faktor erzeugt. Kennt man jedoch die menschliche Physiologie und die Zusammensetzung des Muschelextrakts, dann kann man über eine mögliche Erklärung spekulieren.

Die Stimulierung der Nebennierendrüse zur Freigabe des Hormons Cortisol kann, das ist heute bekannt, ein Gefühl von Euphorie hervorrufen. Außerdem beeinflußt eine Freigabe von Adrenokortikoiden den Kohlehydrat- und Eiweißstoffwechsel. Diese Wirkungen könnten den Wunsch nach Aktivität auslösen und möglicherweise auch die körperliche Leistungsfähigkeit verbessern.

Der Muschelextrakt enthält ein Enzym, das als Alphasulphatase bezeichnet wird. Solche Enzyme besitzen die Fähigkeit, Substanzen wie Cortisolsulphat, das von Natur aus im Körper vorhanden ist, in freies Cortisol zu verwandeln. Obwohl diese spezifische Reaktion auf das Extrakt bisher nicht belegt wurde, wies ein Teil der Untersuchungen über die Muschel *Perna canaliculus* auf deren Fähigkeiten hin, die Sulphatgruppe von der Sulphatverbindung zu spalten. Diese Analysen fanden unter Laborbedingungen während eines Forschungsprogramms statt und beweisen nicht die oben ausgeführten Spekulationen. Sie sprechen jedoch dafür, daß es so sein könnte.

Der Einsatz des Mittels bei Tieren

Auch Tiere leiden unter arthritischen Erkrankungen. Oft entwickeln Haustiere im Alter fast unausweichlich eine Form von Arthritis, die auf den unnatürlichen Lebensstil als Haustier zurückzuführen ist. Besonders trifft dies auf große Hunde wie Schäferhunde, Neufundländer, Samojeden, Bobtails und so weiter zu. Viele dieser Hunde leiden unter Übergewicht und werden – für ihre Größe und ihren Körperbau – zu wenig bewegt.

Bei Rennpferden, die regelmäßig auf hartem Boden oder auch auf asphaltierter Straße trainiert werden, kann es zu Gelenkproblemen in den Beinen kommen. Obwohl es sich bei den Beschwerden der Tiere nicht um arthritische Erkrankungen handelt, sind die Symptome oft dieselben wie bei einer Arthritis, nämlich Schwellungen, Schmerzen und Versteifungen, und sie sprechen auf dieselbe Behandlung, d. h. auf entzündungshemmende Mittel, an.

Der Muschelextrakt (nicht in Kapselform, sondern in Tabletten- und bei Pferden in Pulverform) wurde mit Erfolg vor allem bei Katzen, Hunden und Pferden eingesetzt, aber auch bei anderen Tieren.

Hunde und Katzen sprachen im allgemeinen schneller auf die Behandlung an als Menschen. In den meisten Fällen stellte sich innerhalb von sieben bis zehn Tagen nach den ersten Gaben eine positive Reaktion ein.

Daß ein Tier auf die Behandlung ansprach, zeigte sich fast immer an seiner deutlich gesteigerten Aktivität. So wurden lethargische Tiere lebhafter, hatten leuchtendere Augen, ein glänzendes, gesundes Fell, und alte Hunde zeigten wieder ein verspieltes Verhalten, wie man es von Welpen kennt.

Wahrscheinlich ist es tatsächlich so, daß die Effektivität des Muschelextrakts, bei dem keine psychologischen, sondern nur rein medizinische Einflüsse eine Rolle spielen, sich am besten bei arthritischen Hunden zeigt. Die Wirkung ist in diesen Fällen ganz offensichtlich.

4
Die wissenschaftliche Bewertung des Extrakts der neuseeländischen grün- lippigen Muschel

In diesem Kapitel wollen wir die Ergebnisse der Laborunter-suchungen und klinischen Testverfahren, die mit dem Extrakt der neuseeländischen grünen Muschel durchgeführt wurden, ein-schätzen. Ich hoffe, daß meine Ausführungen auch für Leser, die in der Medizin nicht bewandert sind, trotz einiger Fachbegriffe nützlich sind.

Das Kapitel führt in chronologischer Reihenfolge die wichtigsten Einzeluntersuchungen des Produkts auf und meine Einschätzung. Ein Großteil der hier erwähnten Arbeiten wurde in wissenschaft-lichen Zeitschriften veröffentlicht. Weitere Hinweise finden Sie in den Quellenangaben am Ende des Buches.

Im Jahr 1974 sollten erste Untersuchungen die Wirkung des Muschelextrakts als Behandlungsmittel für bestimmte arthritische Erkrankungen bewerten. Die Studien wurden sowohl an Men-schen als auch an Tieren durchgeführt. 1974 wurde in Neusee-land an der Auckland State School of Medicine über sieben Wo-chen ein Fütterungsversuch mit Ratten unternommen.[1] Bei dem Versuch wurden achtundzwanzig erwachsene Albinoratten (je vierzehn Weibchen und vierzehn Männchen) mit einer experi-mentell induzierten Polyarthritis eingesetzt. Ein modifiziertes Freunds-Adjuvans, das den Ratten in die Haut der Fußsohle inji-ziert wurde, löste die Polyarthritis aus.

Vierzehn Ratten wurden mit dem normalen Laborfutter gefüttert. Die anderen vierzehn erhielten Futter, in das der Muschelextrakt in Pulverform im Verhältnis 1 g Extrakt auf 1 kg Futter gemischt war.

Die Bewertung der Arthritis wurde danach vorgenommen, wie viele Gelenke in den Pfoten von der Krankheit betroffen waren. Man kam zu dem Schluß, daß der Muschelextrakt bei der indu-zierten Polyarthritis der Ratten keine vorteilhafte Wirkung zeigte. Allerdings muß darauf hingewiesen werden, daß diese Studie gewisse Schwächen aufwies, ihre Schlußfolgerungen also in Frage gestellt werden können. Ein Kritikpunkt ist, daß es keine Belege dafür gibt, wieviel Versuchsmittel die einzelnen Tiere verzehrten.

Aus diesem Grund stehen keine Zahlen für die Dosierungsrate pro kg Körpergewicht zur Verfügung. Außerdem ist die zum Futter hinzugefügte Menge Muschelextrakt (1 g pro kg) für eine Studie dieser Art sehr gering.

In einem Band des *New Zealand Medical Journal* wurden die Ergebnisse einer »Pilotstudie zur Wirkung der neuseeländischen *grünen* Muschel bei rheumatoider Arthritis«[2] veröffentlicht. Der Versuch fand 1974 in der medizinischen Abteilung der Universität von Otago in Dunedin auf der Südinsel Neuseelands statt.

Sechs Patienten mit Symptomen, die bei einer Therapie als potentiell umkehrbar galten und die seit zwei Monaten bis zu zwanzig Jahren unter rheumatoider Arthritis litten, nahmen an einem Doppelblindversuch teil, bei dem die Substanzen nach einiger Zeit ausgetauscht wurden. Die Zeitdauer, über die zufällig »aktive« oder Placebokapseln verabreicht wurden, betrug zwölf Wochen, sechs Wochen pro Behandlung. Abgesehen von denjenigen, die mit Gold oder geringen Dosierungen von Steroiden behandelt wurden, wurden bei den Patienten alle Medikamente außer Schmerzmitteln nur bis vierzehn Tage vor der Versuchsreihe verabreicht. Einschätzungen der Patientenreaktionen wurden während des Versuchs regelmäßig durchgeführt. Dazu zählten Messungen der Standardparameter und entsprechende Befragungen. Fünf Patienten führten diese Versuchsreihe zu Ende. Einer (der nur ein Placebo erhalten hatte) konnte aufgrund einer Verschlechterung seines Zustands nicht weiter daran teilnehmen.

Die Studie kam zu dem Schluß, daß der Muschelextrakt in einem Doppelblindversuch mit Austausch der Substanzen bei den fünf Versuchspersonen keine größere Wirkung als ein Placebo zeigte.

Hauptkritikpunkt an dieser Studie ist, daß die Anzahl der Patienten zu gering war, um überhaupt zu einem Schluß zu kommen. Man sollte auch darauf hinweisen, daß ein kurzfristiger Standardversuch mit Austausch der Substanzen nicht zur Bewertung der therapeutischen Wirksamkeit eines Mittels geeignet ist, das nur langsam wirkt, dafür aber relativ langfristig. Um diese Behauptung zu stützen, muß man nur an den »fortgesetzten« Effekt bei Patienten denken, die das aktive Mittel zuerst erhalten. Setzt man ein Mittel, das Symptome relativ langfristig erleichtert, unter diesen Bedingungen ein, dann kann man eine Placebowirkung erwarten. Wenn beim Austausch der Substanzen genug »Auswasch«-Zeit eingeräumt wird, kann dies zu unnötigem Leiden und möglicherweise einer weiteren Verschlechterung des Zustands bei jenen Patienten führen, die das Placebo zuerst erhalten hatten.

Obwohl die Ergebnisse sich bei den fünf Patienten insgesamt durch die Verwendung des Muschelextrakts kaum verbesserten, zeigen die individuellen Ergebnisse doch, daß sich der Zustand von ein oder zwei der fünf Patienten positiv veränderte. Die Schlußfolgerungen dieses Experiments sind jedoch aufgrund der wenigen Versuchspersonen ungültig.

Zwischen 1974 und 1976 wurde der Muschelextrakt mehrmals in Forschungszentren untersucht, die sich speziell mit der Meerespharmakologie befassen. So zeigten *(In-vitro-)*Studien, die am Shizuoka College of Pharmacy in Japan durchgeführt wurden[3], daß Fraktionen des Extrakts antihistamine und adenosintriphosphatfördernde Aktivität zeigten.

Es wurde auch von antihistaminen und antiödemischen Aktivitäten in Studien berichtet, die an Mäusen und Ratten in privaten Forschungszentren in Japan und Australien durchgeführt wurden.[4]

In einer 1976 in der Schweiz durchgeführten Untersuchung mit Rattenweibchen mit adjuvans-induzierter Arthritis[5] fand man heraus, daß an der nichtinjizierten Pfote eine entzündungshemmende Aktivität des Muschelextrakts festgestellt werden konnte, während die Schwellung in der injizierten Pfote nicht beeinflußt wurde. Man kam zu dem Schluß, daß es sich bei der hemmenden Wirkung des Extrakts auf die sekundären krankhaften Veränderungen um eine immunologische Wirkung handelte.

Ein interessanter Aspekt bei dieser Studie ist die Tatsache, daß der Muschelextrakt oral eingenommen wurde. Bis zu diesem Zeitpunkt hatte nur die Verabreichung des Materials ins Bauchfell eine entzündungshemmende Wirkung gezeigt, während jegliche orale Verabreichung zu keiner Reaktion geführt hatte. Ebenfalls im Jahr 1976 begann eine klinische Vorversuchsreihe mit menschlichen Patienten im Homöopathischen Krankenhaus von Glasgow, Schottland.[6] Bei dieser Versuchsreihe wurden 56 Patienten untersucht, von denen 46 an einer rheumatoiden Arthritis und 10 an einer Arthrose litten. Bei allen Patienten handelte es sich um chronische Fälle, die weder auf eine orthodoxe noch homöopathische Behandlung angesprochen hatten. Bei den Patienten wurde die herkömmliche Therapie fortgesetzt, aber zusätzlich erhielten sie eine Dosis von 3 x 350 mg Kapseln Muschelextrakt pro Patient und Tag. Da sich der Zustand der Patienten bei der ursprünglichen Therapie nicht verbessert hatte, ging man davon aus, daß eintretende Verbesserungen auf den Zusatz des neuen Mittels zurückzuführen sein würden. Bei diesem Versuch nahmen keine Placebo-Patienten teil.

Die Patientenreaktionen wurden zu Beginn des Versuchs bewertet, dann sechs Wochen lang im Abstand von 14 Tagen und schließlich monatlich. Der Versuch lief nicht über einen festgesetzten Zeitraum, sondern wurde drei Jahre lang fortgesetzt, wobei die Mindestzeit drei Monate betrug. Bei den Bewertungsparametern handelte es sich um dieselben, die normalerweise bei Versuchen mit arthritischen Patienten angewendet werden.

Da es sich bei diesen Untersuchungen nur um eine Vorversuchsreihe handelte, die die Notwendigkeit und das geeignete Vorgehen für eine detailliertere Versuchsreihe klären sollte, wurden die Ergebnisse nicht veröffentlicht. Sie zeigten jedoch, daß sich bei etwa 60 Prozent der Patienten mit rheumatoider Arthritis und bei 30 Prozent der Arthrosepatienten die Gabe von Muschelextrakt positiv auswirkte. Im Versuchsbericht wurde auch darauf hingewiesen, daß bei den Patienten mit der rheumatoiden Krankheitsform, bei denen sich eine Verbesserung einstellte, diese bei der einen Hälfte der Patienten beträchtlich war, während die andere Hälfte nur mäßige Verbesserungen zeigte. Bei den Arthrosepatienten stellte sich nur bei Versuchspersonen mit einer generalisierten Arthrose eine positive Veränderung ein. Patienten, bei denen nur ein einzelnes Gelenk betroffen war, zeigten keine Verbesserung. Beim Blutbild, in der Serum-Biochemie oder Serologie der Versuchspatienten insgesamt zeigten sich keine großen Veränderungen. Bei einem Teilnehmer veränderte sich der R3-Wert von positiv zu negativ, und in einigen Fällen verbesserten sich die Hämoglobinwerte.

Diese Vorstudie führte zu einem sechsmonatigen Doppelblindversuch, der 1980 in der Victoria Infirmary und im Homöopathischen Krankenhaus von Glasgow stattfand.[7] Dabei wurden 60 Patienten eingesetzt, die in der Victoria Infirmary für orthopädische Operationen auf der Warteliste standen. Von diesen litten 28 Patienten unter klinischer rheumatoider Arthritis, und bei 38 lagen klinische und radiologische Hinweise auf eine Arthrose vor.

Die Versuchspersonen sollten ihre bisherige Therapie unverändert fortsetzen und zusätzlich die Muschelextrakt- oder Placebokapseln einnehmen. Während der ersten drei Monate des Versuchszeitraums wurden die Patienten mit der zufällig zugeordneten Doppelblindtherapie behandelt. In den nächsten drei Monaten erhielten alle Patienten das »aktive« Mittel. Zusätzlich zu den monatlichen routinemäßig durchgeführten Bewertungen während des gesamten Zeitraums wurde nach drei bzw. sechs Monaten eine vollständige Einschätzung vorgenommen. Die Ergebnisse dieser sechsmonatigen Doppelblindstudie ähnelten jenen der langfristigeren Voruntersuchung: 67,9 Prozent der Patienten mit rheumatoider Arthritis und 39,5 Prozent der Patienten mit Arthrose berichteten von einer Verbesserung durch die Behandlung mit Muschelextrakt.

Im Diskussionsteil der veröffentlichten Ergebnisse dieser Studie wurde auf einen interessanten Aspekt hingewiesen, der sich auf den Vergleich des Extrakts mit der Gold- und *Levamisole*-Therapie bezieht. Man beobachtete, daß der Extrakt bei der Schmerzverbesserung so effektiv wie Gold war, aber nicht so wirkungsvoll wie *Levamisole*. Doch bei Gold und *Levamisole* handelt es sich um zweitlinige Behandlungen mit einem relativ hohen Auftreten von toxischen Nebenwirkungen. Tabelle 3, die mit freundlicher Genehmigung der Zeitschrift *The Practitioner* hier abgedruckt wird, vergleicht die Nebenwirkungen und die Ausfallrate (bei den Patienten) bei den drei Behandlungsmitteln.

Im Jahr 1980 veröffentlichten Rainsford und Whitehouse eine Abhandlung, die sich mit der magenschonenden Eigenschaft des Muschelextrakts beschäftigte.[8] An der medizinischen Fakultät der Universität von Tasmanien in Hobart und an der John Curtin School for Medical Research in Canberra, Australien, wurden Voruntersuchungen zur Bewertung der therapeutischen Vorteile der oralen Behandlung von Ratten mit einer Kombination aus dem Muschelextrakt und Salizylsäure durchgeführt. Diese Untersuchungen zeigten, daß es bei Ratten, die eine Mischung aus Muschelextrakt und Salizylsäure erhielten, zu weniger Schädigungen der Magenschleimhaut kam als bei Ratten, die nur die Salizylsäure erhielten. Aufgrund dieser Beobachtung wurden die magenschonenden und entzündungshemmenden Eigenschaften des Muschelextrakts untersucht.

Tabelle 3 Vergleich der Ausfälle und Nebenwirkungen bei der Behandlung mit *Perna canaliculus* (gegenwärtige Versuchsreihe) und Gold mit Levamisole (El-Ghobary *et. al.*, 1978)

	Perna canaliculus	Behandlung Gold	Levamisole
Ausfallrate	12%	55%	60%
Rate der Nebenwirkungen	13,6%	35%	45%

Man setzte männliche und weibliche Ratten der Gattung Wistar Hooded ein, um die kombinierten entzündungshemmenden und magenschonenden Eigenschaften des rohen Extrakts und der Lipidfraktionen des Extrakts als Beimischung zu nichtsteroidalen entzündungshemmenden Medikamenten, die für die Verursachung von Magengeschwüren bekannt waren, zu bewerten. Die entzündungshemmende Reaktion wurde anhand des mit Irisch Moos induzierten Pfotenödems bei Ratten gemessen. Die magenschonende Wirkung wurde visuell anhand der Anzahl und der Schwere krankhafter Veränderungen der Magenschleimhaut festgestellt.

Langfristige Studien über die magenschonende Wirkung wurden an weiblichen Schweinen der Gattung Landrace X Large White Cross mit oralen Gaben von Mischungen des Medikaments NSAI mit dem rohen Extrakt und NSAI mit Lipidfraktionen durchgeführt. Die magenschonende Wirkung zeigte sich post mortem anhand der Anzahl und der Schwere von makroskopischen krankhaften Veränderungen der Schleimhaut des Magens und der oberen Verdauungswege. Die Untersuchungsergebnisse sind sehr interessant, da sie zeigen, daß die entzündungshemmende Eigenschaft des Muschelextrakts zusammen mit einigen Eigenschaften des Medikaments NSAI, das gleichzeitig verabreicht wurde, zu einem Synergieeffekt führte. Im Gegensatz zu vielen potentiellen magenschonenden Mitteln verringert der Muschelextrakt nicht die therapeutische Wirkung von geringen Dosen NSAI, sondern verbessert sie sogar noch.

Diese spezielle Wirkung des Extrakts aus *Perna canaliculus* wurde über den Vergleich mit ähnlichen Extrakten aus der blauen Muschel *(Mytilus edulis aoteanus)*, der Auster *(Crassostrea glomerata)*, der Kammuschel *(Pecten novaezealandiae)* und der Riesenmuschel *(Haliotis iris)* demonstriert. Diese anderen Muscheln wiesen die Eigenschaften von *Perna canaliculus* nicht auf.

Die magenschonende Aktivität in Zusammenhang mit den Lipidfraktionen des Muschelextrakts variierte je nachdem, welches NSAI-Medikament eingesetzt wurde. So herrschten die schützenden Wirkungen gegenüber Magenschleimhautschäden, hervorgerufen durch Indometacin, vor allem in den in Chloroform gelösten aliquoten Teilen nach der Kieselsäure-Chromatographie des rohen Lipidextrakts vor. Die Wirkungen gegen durch Aspirin verursachte Magenschleimhautschäden waren jedoch in den Lipiden, die in den Aceton- und Methanolfraktionen nach der Kieselsäure-Chromatographie vorhanden waren, vorherrschend. Die Resultate dieser Arbeit legten auch nahe, daß die Aktivität des Muschelextrakts zur Minimierung von Magenschäden durch NSAI-Medikamente einzigartig und nicht auf das Vorhandensein einer rohen Substanz in großen Mengen zurückzuführen ist.

Eine im September 1980 im *New Zealand Medical Journal* veröffentlichte Studie befaßte sich mit den Ergebnissen einiger sorgfältig kontrollierter Experimente, bei denen die entzündungshemmende Wirkung des Muschelextrakts bei Tieren untersucht wurde.[9] Bei diesen Experimenten wurden männliche und weibliche Ratten der Gattung Dark Agouti eingesetzt. Sie erhielten den Muschelextrakt oral, per Magensonde und durch Injektion ins Bauchfell.

Die entzündungshemmende Wirkung wurde anhand der Reduzierung des mit Irisch Moos induzierten Entzündungsödems an der Pfote der Ratten bei Verabreichung des Muschelextrakts gemessen. Die Reaktion wurde verglichen mit der Wirkung, die bei Gabe eines bekannterweise entzündungshemmend wirkenden Medikaments (Aspirin) eintrat. Die Wissenschaftler waren sich der Grenzen der Methoden, bei denen Testsubstanzen ins Bauchfell injiziert werden, durchaus bewußt und achteten darauf, daß die Spezifität des injizierten Materials sorgfältig demonstriert wurde.

Die Ergebnisse dieser Untersuchung zeigten, daß der rohe Extrakt der Muschel *(Perna canaliculus)* eine beträchtliche entzündungshemmende Wirkung zeigt, wenn er ins Bauchfell injiziert wird. Die Wirkung war spezifisch und außerdem kumulativ. Die Gabe des Mittels auf oralem Weg führte jedoch nicht zu einer entzündungshemmenden Wirkung.

Das *British Medical Journal* vom 25. April 1981 enthielt einen »kurzen Bericht« mit der Überschrift »Muschelextrakt ist bei rheumatoider Arthritis wirkungslos«. Dieser Bericht bezog sich auf einen kurzen Versuch mit Austausch der Substanzen am St Bartholomew's Hospital in London,[10] an dem 30 Patienten mit rheumatoider Arthritis teilnahmen. Dabei wurde vier Wochen lang mit dem Muschelextrakt und vier Wochen lang mit einem Placebo behandelt. Allen Patienten wurden Mittel verabreicht, die ihren Zustand nicht ausreichend kontrollierten, und die Betroffenen nahmen diese Mittel während des Versuchs weiter. Vier Patienten führten den Versuch nicht bis zum Ende durch – drei Personen aufgrund geringer Nebenwirkungen und eine Person aus Gründen, die nichts mit der Versuchsreihe zu tun hatten. Die Standardparameter in bezug auf arthritische Versuchspersonen wurden zu Beginn und am Ende der Studie und jeweils nach den einzelnen Behandlungsperioden bewertet.

Bei dem Versuch kam man zu dem Schluß, daß sich zwischen der Behandlung mit dem Extrakt und mit dem Placebo keine großen Unterschiede zeigten. Es wurde auch von einem beträchtlichen Placeboeffekt berichtet, so daß es nicht weiter überraschte, daß mehrere Patienten positiv reagierten.

Bei der Berichterstattung über diese Untersuchung fallen sofort zwei Dinge auf. Erstens kann man nicht behaupten, der Muschelextrakt sei unwirksam, wenn man die Ergebnisse einer solch kleinen, kurzfristigen Studie verwendet. Zweitens: Die Tatsache, daß bei dieser kurzen Versuchsreihe auch noch die Substanzen ausgetauscht wurden, disqualifiziert sie für die Bewertung eines Produkts dieser Art.

Tabelle 4, die aus dem Bericht zu dieser Studie stammt, zeigt bei den behandelten Patienten einen definitiven Trend hin zur Besserung. Wahrscheinlich wäre man bei einem längeren Versuchszeitraum zu einer anderen Schlußfolgerung gekommen. Denn dann wäre es beispielsweise unwahrscheinlich gewesen, daß eine Placeboreaktion weiterbestanden hätte, und die mit dem Muschelextrakt behandelten Patienten hätten die Chance gehabt, darauf voll anzusprechen. Außerdem hätte man eine starke Placeboreaktion bei dieser Versuchsreihe voraussehen können, da alle Patienten um den Muschelextrakt gebeten hatten.

Tabelle 4 Mittelwerte der Messungen, die zu Beginn der Studie und am Ende jeder Behandlungsperiode durchgeführt wurden.

	Schmerz-bewertung	Morgen-steifigkeit (Minuten)	Artikulär-index	ungefähre Gelenkgröße zwischen den Finger- oder Zehen-gliedern (mm)	Verbrauch von Analgesika (Anzahl der Tabletten)
zu Beginn	12,3	43,7	11,5	567,7	
nach Muschel-extrakt	11,0	30,6	9,0	569,3	58,8
nach Placebo	11,5	34,2	9,0	568,8	66,5

Einige Kritikpunkte an dem Doppelblindversuch in Glasgow, die im Bericht über diese Versuchsreihe enthalten waren, wurden vollständig in einem Brief an das *British Medical Journal* beantwortet.[20]
Ebenfalls im Jahr 1981 standen die Ergebnisse langfristiger Versuchsreihen zur Toxizität und Teratologie, die an der medizinischen Fakultät der Universität von Auckland durchgeführt wurden, zur Verfügung.[12.13] Sie erwiesen, daß das Produkt selbst bei hohen Dosen keine toxische oder teratogene Wirkung hatte. Das Ziel der toxikologischen Tests bestand darin, die Wirkung des Muschelextrakts auf die biologischen Prozesse zu bewerten. Außerdem hoffte man auf Daten zu den Merkmalen des Produkts hinsichtlich seiner Dosierung und Toxizität.
Die Studie wurde in zwei Phasen durchgeführt. Zuerst wurde die Reaktion von männlichen und weiblichen Ratten auf eine einzelne hohe Dosis des Produkts bewertet. In der zweiten Phase wurde die Wirkung von wiederholten Gaben hoher Dosen analysiert. Die erste Phase sollte dazu dienen, den LD 50 für das Produkt festzulegen, wozu die sehr hohe Dosis von 8 g/kg verwendet wurde. In der zweiten Phase ging es darum, mehr Informationen zu erhalten, um

einen langfristigeren Einnahmezeitraum abzudecken. In diesem Fall bekamen die Tiere das Mittel vierzehn Tage lang mit einer Dosis von 2 g/kg verabreicht.

Die Ergebnisse dieser Tests zeigten, daß das Mittel bei einer Dosierung von 8 g/kg/Tag (was einer Dosis von 560 g bei einem Menschen von 70 kg Körpergewicht entspricht) nicht giftig war. Tatsächlich war es nicht möglich, einen Wert für den LD 50 festzulegen, da trotz dieser hohen Dosen keine Toxizität festgestellt wurde. Auch die regelmäßige Einnahme einer hohen Dosis über einen Zeitraum von vierzehn aufeinanderfolgenden Tagen führte nicht zu (irgendwelchen) toxischen Wirkungen.

Die teratologische Studie, die über fünf aufeinanderfolgende Monate durchgeführt wurde, sollte den potentiellen Einfluß des Muschelextrakts auf die fötale Entwicklung während einer Schwangerschaft bei den Weibchen untersuchen, die das Produkt regelmäßig einnahmen. Es wurden Untersuchungen an den Nachkommen zweier Gruppen von Ratten durchgeführt. Eine Kontrollgruppe erhielt eine Standardnahrung, während die andere die Standardnahrung zusammen mit dem Muschelextrakt in der 54fachen Dosierung der empfohlenen Menge erhielt. Studien zu den Wirkungen des Extrakts auf das Fortpflanzungssystem wurden mit jeweils 20 Paaren aus einer Kontroll- und einer Testgruppe durchgeführt, die 90 Tage lang vor der Paarung entweder die Standardnahrung oder die Nahrung zusammen mit dem Muschelextrakt erhielten. Anschließend wurden die Keimdrüsenfunktion, der Östruszyklus, das Paarungsverhalten, die Empfängnisrate, das Geburtsverhalten, die Laktation und die frühe Entwicklung der Brut beobachtet.

Die Testergebnisse zeigten, daß bei den verwendeten Dosierungen (das 54fache der normalen Menge) keine teratogenen Wirkungen auftraten. Man stellte jedoch zwei Unterschiede zwischen der Kontrollgruppe und der Gruppe, die den Muschelextrakt erhielt, fest. Bei den Testtieren wurde die Empfängnis hinausgezögert (genausogut könnte jedoch auch die Schwangerschaft länger gewesen sein), und die Größe des Wurfs war bei den Testtieren kleiner als bei der Kontrollgruppe. Doch das Durchschnittsgewicht der Nachkommen der Testtiere war vier und 21 Tage nach der Geburt größer als bei den Nachkommen der Kontrollgruppe. Möglicherweise sind diese Unterschiede auf die kleinere Wurfgröße bei den Testtieren zurückzuführen.

Mit Greyhounds wurde eine Pilotuntersuchung durchgeführt, um festzustellen, ob sie zur Bewertung der antiarthritischen Wirkungen des Muschelextrakts als Versuchstiere geeignet sind. Diese Hunderasse wurde aufgrund mehrerer wichtiger Eigenschaften als mögliches Versuchstier ausgewählt:

1. Bei diesen Tieren handelt es sich um eine »kommerzielle« Rasse, so daß man davon ausgehen kann, Krankheiten, die durch Arthritis verursacht werden, frühzeitig zu entdecken.
2. Die Tiere sind daran gewöhnt, daß man sich regelmäßig mit ihnen beschäftigt und sie untersucht.
3. Die Tiere sind an ein strenges Ernährungs- und Trainingsprogramm gewöhnt.
4. Die Unterbringung in einem Hundezwinger mit nur routinemäßig durchgeführtem Bewegungsprogramm wird gut toleriert.

Während der siebenwöchigen Untersuchungsperiode erhielten alle Tiere dieselbe Nahrung (die Nahrungsmenge richtete sich nach dem Körpergewicht), sie wurden gleich behandelt, führten dasselbe Trainingsprogramm durch und wohnten in identischen Zwingern am selben Ort. Bei der Versuchsreihe handelte es sich um einen Doppelblindversuch mit zwölf Hunden, von denen sechs den Muschelextrakt erhielten und sechs das Placebo. Der Muschelextrakt wurde oral in Kapselform bei einer Dosis von 3 Kapseln à 350 mg pro Hund und Tag verabreicht. Placebokapseln, die genauso aussahen und rochen, wurden ebenso verabreicht.

Die Resultate dieser Studie zeigten, daß Greyhounds für derartige Analysen als Versuchstiere nicht geeignet sind, da das Messen von Parametern, die speziell eine Veränderung der arthritischen Erkrankung der Hunde anzeigen sollten, sich als sehr schwierig erwies. Doch diese Versuchsreihe führte im Zusammenhang mit einer zusätzlichen, nicht kontrollierten Untersuchung im selben Zeitraum, die aber viel länger fortgesetzt wurde, zu einigen interessanten und nützlichen Ergebnissen.

An dieser zusätzlichen Untersuchung nahmen sechs Hunde teil. Drei von ihnen stammten aus der Gruppe der sechs Tiere, die in der Versuchsreihe das »aktive« Mittel erhalten hatten. Bei diesen drei Hunden zeigten sich positive Veränderungen: Sie konnten sich besser bewegen und litten weniger unter Schmerzen. Zwei Hunde hatten an der Versuchsreihe nicht teilgenommen, litten aber unter einer arthritischen Erkrankung, die verhinderte, daß sie trainieren oder an Rennen teilnehmen konnten. Der sechste Hund war ein Versuchstier, das das Placebo erhalten und eine geringfügige Reaktion gezeigt hatte. Die vier Hunde wurden am Ende der Versuchsreihe mit einer höheren Dosis des Muschelextrakts behandelt (5 x 350-mg-Kapseln pro Tag). Die anderen beiden Hunde erhielten die ganze Zeit über die Dosis von 5 x 350-mg-Kapseln pro Tag, der eine über einen Zeitraum von 16 Wochen und der andere über 26 Wochen hinweg. Die Verbesserung des Zustands dieser Tiere war klar ersichtlich.

Obwohl die Tiere bald wieder frei herumliefen, gerne trainierten und schmerzfrei waren, wurde bis heute nicht objektiv bewiesen, daß dies mit einer Veränderung ihrer arthritischen Erkrankung zusammenhing.

In Australien wurden 1981 am Royal Melbourne Institute of Technology einige Voruntersuchungen im Labor durchgeführt,[11] bei denen es um eine biochemische und pharmakologische Untersuchung des Muschelextrakts ging. Der direkt aus Neuseeland angelieferte Extrakt wurde in drei Fraktionen getrennt: die wasserlösliche Phase, die lipide, d. h. fettige, Phase und den Rückstand.

Um die Aktivität der Fraktionen zu testen, wurde ein Versuchstier mit modifiziertem, durch Irisch Moos induziertem Ödem verwendet. Dabei wurden zwei Pfoten der Ratte mehrere Stunden lang auf Volumenveränderungen hin untersucht. Dazu wurden das Extrakt, die verschiedenen Fraktionen, bekannte entzündungshemmende Mittel und Kontrollmittel (Saline) eingesetzt.

Bei diesem Versuch wandte man nicht die konventionelle Injektionsmethode der Testsubstanzen ins Bauchfell an. Durch eine Lösung mit pH-Anpassung und zusätzlichen Liposomenträgern fand man heraus, daß sich eine Standardisierung des Administrationsmodus bei den verschiedenen Proben, d. h. Medikamenten, Extrakten und Kontrollmitteln, erreichen ließ. Man betrachtete dies als Verbesserung der Methode, bei der eine Substanz ins Bauchfell injiziert und eine andere über eine Magensonde verabreicht wird.

Es erwies sich, daß der Muschelextrakt eine deutliche entzündungshemmende Wirkung besitzt, die mit den nichtlipiden Fraktionen zusammenzuhängen schien. Man schloß daraus, daß das aktive Material von Natur aus wasserlöslich und polar ist.

Gleichzeitig wurde in der medizinischen Fakultät der Universität von Auckland ein Forschungsstipendium der McFarlane Laboratories NZ Ltd. vergeben, um die Pharmakologie und Chemie des neuseeländischen Muschelextrakts zu untersuchen.[14] Bei dieser Studie ging es um eine detaillierte Untersuchung der Fraktionen des Muschelextrakts und die möglichen Aktionsmodi, aufgrund derer die entzündungshemmende Wirkung funktionieren könnte.

Experimente sollten erweisen, ob sich der Extrakt als erst- oder zweitliniges Behandlungsmittel verhielt. Zusätzlich wurden Spezifitätsstudien durchgeführt, um festzustellen, ob die Wirkung auf die Muschel *Perna canaliculus* beschränkt war. Für diesen zweiten Teil der Untersuchung setzte man Schalentiere aus demselben Meeresgebiet ein, in dem auch die Proben der grünen Muschel gezüchtet wurden.

In einer zweiten Studie hatte eine andere Forschungsgruppe bereits den Einfluß der geographischen Lage innerhalb der Spezies *Perna canaliculus* untersucht. Man kam zu dem Schluß, daß es sich um eine für diese Muschel spezifische Wirkung handelt und daß sie wahrscheinlich mit einer Proteinverbindung von hohem Molekulargewicht in Zusammenhang steht.

Weitere Arbeiten an der medizinischen Fakultät der Universität von Auckland, die anschließend im *New Zealand Medical Journal* veröffentlicht wurden, bestätigten diese Beobachtungen und zeigten, daß die entzündungshemmende Wirkung des Extrakts in einer Fraktion, die nur 16 Prozent des Gewichts des Elternextrakts ausmacht, isoliert werden konnte.[15]

Viel kritisiert wurde, daß diese Laboruntersuchungen nur wenig oder gar keine Beweise für die Wirksamkeit bei oraler Gabe des Muschelextrakts liefern konnten. Dieser Aspekt stand im Mittelpunkt eines neuen Experiments von Dr. T. E. Miller und Dr. H. Wu an der Universität von Auckland.[16] Da bekannt war, daß Prostaglandinsynthetasehemmer wie Aspirin, Naproxen und Indometacin bei Ratten die Ovulation störten und die Schwangerschaftsdauer verlängerten, führte man einen Versuch durch, bei dem Ratten den Muschelextrakt erhielten, und beobachtete dann die Wirkung auf Keimdrüsentätigkeit und fötale Entwicklung.

Die Ergebnisse dieser Untersuchungen entsprachen den bekannten Wirkungen von nichtsteroidalen entzündungshemmenden Medikamenten. Dies ließ den Schluß zu, daß der Muschelextrakt pharmakologisch aktives Material enthält, das die Prostaglandinbiosynthese hemmt. Außerdem stellte man fest, daß sich diese Wirkung des Extrakts bei oraler Verabreichung nachweisen ließ.

1983 wurden die Ergebnisse eines kurzfristigen Versuchs, der am Auckland Hospital durchgeführt wurde, im *New Zealand Medical Journal* veröffentlicht.[17] Bei diesem Versuch wirkten 47 ambulante Patienten mit aktiver klassischer oder definitiver rheumatoider Arthritis mit. Keine der Testpersonen war mit Steroiden, Gold, Chloroquin oder Penicillamin behandelt worden.

Während der ersten sechs Versuchswochen wurde die Hälfte der Patienten mit einem nachweislich entzündungshemmenden Medikament (Naproxen) plus Muschelextrakt behandelt, während die andere Hälfte Naproxen plus Placebo erhielt. In der zweiten sechswöchigen Periode wurde das Naproxen bei beiden Patientengruppen durch ein Placebo ersetzt. Die Standardbewertungen für Änderungen bei arthritischen Erkrankungen wurden während der Versuchsperiode auf alle Patienten angewendet. Die Mitwirkung der Patienten, die sich anhand der Ausfallrate belegen läßt, wurde als Bewertungsmethode für die Effektivität der Behandlungen eingesetzt.

Die Schlußfolgerung der Wissenschaftler aufgrund der ähnlich hohen Ausfallsate in beiden Patientengruppen war, daß weder Placebo noch Muschelextrakt allein bei der Mehrzahl der Patienten trotz der vorhergehenden sechswöchigen Behandlungsdauer zu einer ausreichenden Verbesserung der Symptome führte. Man gestand jedoch zu, daß Gibson und andere der Meinung waren, der Muschelextrakt zeige eine Wirkung, die erst nach drei bis sechs Monaten offensichtlich wird, aber es war nicht möglich, diesen Faktor in dieser speziellen Versuchsreihe zu bestätigen.

Was die Schlußfolgerung aus dieser Versuchsreihe angeht, sollte darauf hingewiesen werden, daß die Ausfallrate von Patienten leider oft auf Faktoren beruht, die nicht direkt mit der Behandlung in Zusammenhang stehen. Dazu gehören möglicherweise Wartezeiten in der Sprechstunde oder ungünstige Verkehrsverbindungen.

Leider wurde dieser Versuch nicht über einen längeren Zeitraum durchgeführt, obwohl man erkannte, daß trotz der hohen sofortigen Ausfallrate in beiden Versuchsgruppen nach Einstellung der Naproxengaben doppelt so viele Patienten, die den Muschelextrakt erhielten, weiter am Versuch teilnahmen wie Patienten, die ein Placebo bekamen.

Fairerweise sollte noch darauf hingewiesen werden, daß Naproxen ein starkes und schnell wirkendes Medikament ist. Die plötzliche Einstellung eines solchen Mittels hätte auch im Vergleich mit anderen Mitteln, deren Wirkung bereits erwiesen ist und die langsamer wirken, zu den im Versuch entstandenen Ausfällen geführt.

Eine sechsmonatige, placebokontrollierte Studie am Zentrum für rheumatische Krankheiten in Glasgow kam zu dem Schluß, daß der Muschelextrakt kein effektives Mittel bei rheumatoider Arthritis ist.[18]

An diesem Versuch nahmen 35 Patienten mit diagnostizierter rheumatoider Arthritis teil, die durch die Gabe von nichtsteroidalen entzündungshemmenden Medikamenten nicht ausreichend kontrolliert werden konnten. Die Patienten nahmen ihre üblichen Medikamente weiter, aber zusätzlich wurden der Muschelextrakt oder Placebokapseln verabreicht.

Die Standardbewertungen zur Festlegung der Effektivität antiarthritischer Mittel wurden zu Anfang, in der Mitte und am Ende der Versuchsperiode vorgenommen. In dieser Versuchsreihe wurde der Muschelextrakt auf seine Fähigkeit hin untersucht, den Zustand von Patienten zu verbessern, denen starke Medikamente nicht ausreichend halfen (ein Patient nahm Prednisolon ein). Außerdem erhielten nur 20 Patienten den Muschelextrakt, 15 nahmen ein Placebo ein.

Auf der Grundlage von nur 20 Personen, die zudem bereits mit konventionellen Therapien nur schwer zu behandeln waren, scheint die Schlußfolgerung, daß der Muschelextrakt bei der Behandlung von Arthritis keinerlei Vorteile bringt, nicht gerechtfertigt zu sein. Der Muschelextrakt war in einigen Fällen von rheumatoider Arthritis, die auf die vielfältigsten Medikamente nicht reagiert hatten, sehr effektiv. Doch man kann nicht erwarten, daß dies immer der Fall ist.

Japanische Wissenschaftler interessieren sich seit 1974, als das Mittel auf den Markt kam, für den Extrakt der neuseeländischen grünen Muschel. An der Universität von Shizuoka in der Nähe Tokios wurden von Professor T. Kosuge Untersuchungen über die antiarthritische Wirkung des Muschelextrakts aus einem ganz anderen Blickwinkel als dem konventionellen westlichen durchgeführt. Professor Kosuge hatte längere Zeit an einer Studie über die Heilmittel der chinesischen Medizin teilgenommen, bei der die pharmakologisch aktiven Wirkstoffe dieser Mittel festgelegt und isoliert werden sollten. Er beschloß, die Wirkung des Muschelextrakts auf ähnliche Weise zu untersuchen.

Das Augenmerk an der Shizuoka-Universität galt vor allem den Wirkungen des Extrakts auf die Blutkörperchen und das hämostatische Verteidigungssystem, außerdem sollte die mögliche enzymfördernde Aktivität in ADP-ATP-Reaktionen analysiert werden. Obwohl Professor Kosuges Spezialität die Isolierung und Charakterisierung von pharmakologisch aktiven Komponenten in natürlichen Substanzen ist, wollte er die Experimente mit dem gesamten Extrakt und nicht nur mit einem spezifischen isolierten Bestandteil durchführen. Diese Auffassung entspricht den philosophischen Grundsätzen der chinesischen Medizin. Außerdem rechnete Professor Kosuge damit, daß das aktive Prinzip im Extrakt möglicherweise höchst instabil war und daher nur schwer zur Identifizierung isoliert werden konnte, zumal vom Elternextrakt ineffektiv werden konnte.

Der Beweis der beträchtlichen und meßbaren Wirkung des Muschelextrakts auf die Blutaktivität durch die Mitarbeiter der Shizuoka-Universität konnte zu der entzündungshemmenden Wirkung, die durch ein Versuchstier mit einem mit Irisch Moos induzierten Ödem festgelegt wurde, in Beziehung gesetzt werden. Diese wertvollen und wichtigen Beweise legten nahe, daß die Messungen der Shizuoka-Forscher, basierend auf den Methoden der chinesischen Medizin, in direkter Beziehung zu den entzündungshemmenden Messungen standen, wie sie durch eine Standardmethode der westlichen Medizin festgestellt wurden. So war es möglich, die hämostatischen Verteidigungsmechanismen direkt auf die entzündungshemmende Wirkung zu beziehen.

Im zweiten Halbjahr des Jahres 1984 und während mehrerer Monate des Jahres 1985 wurden in Frankreich klinische Versuche in zwei Einrichtungen – den Krankenhäusern von Laribosière und Pitié Saltpétrie – unternommen.[19] In einem der Krankenhäuser wurde die Verwendung des Muschelextrakts bei Arthrose untersucht, im anderen ging es um die Behandlung der rheumatoiden Arthritis. Bei beiden Versuchsreihen handelte es sich um placebokontrollierte Doppelblindversuche mit insgesamt 120 Patienten über einen Zeitraum von sechs Monaten. Da auf eine sehr sorgfältige Abstimmung der Patienten geachtet wurde, verlängerte sich die Gesamtdauer der Versuche, dies wurde jedoch als wichtig erachtet.

Die Versuchsreihen unterstanden den Professoren Audeval und Bouchacourt und wurden streng nach dem detaillierten Protokoll, das in den *Europäischen Anweisungen für klinische Versuchsreihen mit neuen Medikamenten gegen Rheumatismus* enthalten ist, durchgeführt.

Die Resultate dieser Versuchsreihen wurden im November in der *Gazette Medicale*, dem französischen Fachblatt für Mediziner, veröffentlicht. Danach wirkte der Muschelextrakt bei der Behandlung von Arthritis des Knies, wobei sieben von zehn der Bewertungskriterien das Produkt favorisierten. Beobachtet wurde, daß »die Resultate auch eine Wirkung auf die Entwicklung der arthritischen Krankheiten zeigen und nicht nur eine rein symptomatische, analgetische oder entzündungshemmende Wirkung«.

Eine kleine Vorversuchsreihe, die 1986 in Frankreich durchgeführt wurde, untersuchte die Wirkungen der Bestrahlungstherapie bei Krebspatienten. Einige der Patienten litten ebenfalls unter arthritischen Erkrankungen und nahmen deswegen den Muschelextrakt ein. Man beobachtete, daß es bei den Patienten, die die Muschelextraktkapseln einnahmen, nicht zu den Entzündungszuständen kam, die normalerweise mit der Bestrahlungstherapie einhergehen. Da die durch die Bestrahlungstherapie hervorgerufenen Entzündungen schmerzhaft sind und die Anzahl der möglichen Bestrahlungsbehandlungen beschränken können, könnte sich diese Beobachtung als sehr wertvoll erweisen.

Bestätigt sich bei weiteren Studien die Wirkung des Muschelextrakts auf Entzündungen, die durch Bestrahlung hervorgerufen werden, könnte bald ein wertvolles Zusatzmittel bei der Bestrahlungstherapie in Form eines Naturprodukts zur Verfügung stehen. Außerdem würde dies auch darauf hindeuten, daß der Muschelextrakt tatsächlich prophylaktisch wirken kann!

1990 wurde in einer privaten Forschungsarbeit für die McFarlane Laboratories NZ Ltd. die Wirkung des Muschelextrakts bei durch Zellen übertragenen Immunmechanismen, die durch eine

»In-vitro«- und »In-vivo«-Analyse der T-Lymphozyten-Funktion festgelegt wurden, eingeschätzt.[21] Diese Untersuchungen wurden an der medizinischen Fakultät der Universität von Auckland durchgeführt.

Das Ziel der Experimente war, die Untersuchungen der pharmakologischen Aktivität des Muschelextrakts hinsichtlich möglicher Wirkungen auf die Zellen des Immunsystems zu erweitern. Analysiert wurden die aus der Thymusdrüse stammenden Lymphozyten und durch Zellen übertragenen Immunreaktionen, von denen man annimmt, daß sie mit der Pathobiologie der rheumatoiden Arthritis in engem Zusammenhang stehen.

Es wurden zwei Analysearten eingesetzt: Bei der ersten wurden aus dem peripheren Blut und der Milz stammende Lymphozyten »in vitro« getestet, wobei Suspensionen lebender Zellen in Gewebekulturen und die bei Laborkulturen üblichen Methoden eingesetzt wurden, um die funktionale Fähigkeit der T-Lymphozyten zu bewerten. In einer zweiten Form der Analyse wurde die funktionale Aktivität der T-Lymphozyten bei einem intakten Wirt bewertet.

Diese Untersuchung führte zu neuen und interessanten Informationen hinsichtlich der Wirkungen des Muschelextrakts auf die Immunreaktion der aus der Thymusdrüse stammenden Lymphozyten, wenn das Mittel als Ergänzung zur Nahrung eingenommen wird. Man stellte eine deutliche Hemmung der Lymphozytenreaktionen der Milz fest, und die Reaktion von Wirt gegenüber Transplantat, die die T-Zellen-Funktion im intakten Wirt mißt, wurde stark unterdrückt. Die Studien, bei denen der Muschelextrakt ins Bauchfell injiziert wurde, wurden durch nichtspezifische Wirkungen komplizierter als man vorher bei Experimenten mit entzündungshemmenden Mechanismen beobachtet hatte. Die von anderen Wissenschaftlern entdeckte große Anzahl von T-Lymphozyten in der entzündeten rheumatoiden Gelenkinnenhaut und die Entdeckung der günstigen Wirkung der T-Zellen-Dezimierung weist darauf hin, daß T-Lymphozyten in der Pathogenese der Krankheit eine Rolle spielen. Beweise aus diesen Untersuchungen, die eine unterdrückende Wirkung des Muschelextrakts auf die T-Lymphozyten-Funktion zeigen, könnten möglicherweise erklären, wie das Mittel sich auf die durch das Immunsystem verursachten pathologischen Änderungen bei der rheumatoiden Arthritis auswirken könnte.

Diese Studie wies eindeutig auf die Notwendigkeit weiterer Bewertungen hin. Man weiß, daß die lymphozytische mitogene Aktivität durch eine Reihe von Polysaccharide-Extrakten aus natürlichen Produkten reduziert wird. Es schien daher logisch, die Rolle der Polysaccharide, die man aus dem Extrakt der grünlippigen Muschel extrahieren kann, hinsichtlich der Modulation einer Immunreaktion zu untersuchen.

Die neueste Studie, die von der neuseeländischen Regierung zu 50 Prozent finanziert wurde (was das öffentliche Interesse an dem Produkt deutlich macht), untersuchte die Aktivität eines spezifischen Polysacchards (eines Glykogenkomplexes), der aus dem von den McFarlane Laboratories NZ Ltd. gelieferten Muschelextrakt extrahiert wurde.[22] Durch die selektive Eliminierung der oberflächengebundenen Moleküle konnten die Forscher eine Komponente des Muschelextrakts identifizieren, die im Vergleich zu den Kontrollversuchsobjekten in Bioanalysen 49 Prozent der Ödeme verschwinden ließ. Bei weiteren Experimenten fand man auch heraus, daß diese Komponente die Mobilisierung von Neutrophilen merklich hemmte und die Ansammlung von Entzündungsflüssigkeit stark reduzierte.

Ergänzende Forschungsarbeiten wurden in derselben Zeit in mehreren großen Zentren in Australien durchgeführt. Sie zeigten ebenfalls, daß die aktiven Komponenten des Muschelextrakts stark entzündungshemmende Eigenschaften hatten. Die Ergebnisse dieses Forschungsprogramms, die die Wissenschaftler selbst bekanntgaben, erregten beträchtliche Aufmerksamkeit in wissenschaftlichen Fernsehprogrammen und der Presse! Leider stehen die detaillierten Ergebnisse dieses Programms zur Zeit der Niederschrift nicht zur Verfügung. Die Resultate all dieser Arbeiten belegen, wie wertvoll der Muschelextrakt ist, um die Symptome von arthritischen Erkrankungen zu erleichtern. Das Mittel hat nicht nur eine beträchtliche entzündungshemmende Wirkung, sondern es schont auch den Magen und verursacht nicht die klassischen negativen Nebenwirkungen der meisten medikamentösen Therapien.

Zusammenfassung

Tabelle 5 faßt die Ergebnisse der Versuche, die bisher am Extrakt der neuseeländischen grünen Muschel durchgeführt wurden, verkürzt zusammen. Da keine Informationen zu weiteren (Versuchsreihen oder) Untersuchungen vorliegen, gehe ich davon aus, daß dies den derzeitigen Stand der Forschung widerspiegelt.

Tab. 5: Bewertungsstudien zum neuseeländischen Muschelextrakt

Jahr	Ort	Versuchsobjekt
1974	Neuseeland: Auckland State School of Medicine	Ratten
1974	Neuseeland: Otago Medical School	Menschen (RA.) (6)
Fort- setzung (1974)	Japan: Shizuoka College of Pharmacy	Mäuse und Ratten
1976	Japan: Shizuoka College of Pharmacy	(*in vitro*) Meerschweinchen
1976	Japan/Australien: privates Forschungsinstitut	Ratten
1976	Schweiz: privates Forschungsinstitut	Ratten
1976–80	Großbritannien: Homöopathisches Krankenhaus von Glasgow	Menschen (RA & OA) (56)
1979	Australien: medizinische Fakultät der Universität von Tasmanien und National University of Australia John Curtin Med. Res. School	White Cross- Schweine
1980	Großbritannien: Victoria Infirmary und Homöopathisches Krankenhaus von Glasgow	Menschen (RA & OA) (66)
1981	Neuseeland: in Auftrag gegebene Forschungsarbeit	Ratten
1981	Neuseeland: in Auftrag gegebene Forschungsarbeit	Ratten
1980–81	Universität von Auckland	Ratten

Art der Studie	Resultat
adjuvans-induzierte Polyarthritis (veröffentlicht)	keine Wirkung demonstriert
Doppelblindversuch mit Austausch der Substanzen, 12 Wochen (veröffentlicht)	keine Wirkung demonstriert
Studien zur Aktivitätsmessung und zu den Stabilitätsfaktoren	positive Aktivität
antihistamine und ATP-ase fördernde Aktivitäten	positive Wirkungen demonstriert
anithistamine und antiödemische Aktivitäten	positive Wirkungen demonstriert
adjuvans-induzierte Arthritis	postive Wirkungen demonstriert
kontrollierte klinische Untersuchung (vorläufig) (3 Monate – 3 Jahre)	positive Wirkungen demonstriert
magenschonende und entzündungs-hemmende Aktivitäten (veröffentlicht)	positive Wirkungen demonstriert
kontrollierter klinischer Doppelblindversuch (veröffentlicht)	positive Wirkungen
Bewertung der Toxizität	nicht toxisch
teratogene Bewertung	nicht teratogen
Laborstudien zur Demonstration der entzündungshemmenden Aktivität (veröffentlicht)	positive Wirkungen demonstriert

Tab. 5: Bewertungsstudien zum neuseeländischen Muschelextrakt

Jahr	Ort	Versuchsobjekt
1981	Großbritannien: St. Bartholomew's Hospital	Menschen (RA.) (30)
1981	Royal Melbourne Institute of Technology	Ratten
1983–84	Universität von Auckland	Ratten
1981–82	Universität von Auckland	Ratten
1984	Universität von Auckland	Ratten
1981	Neuseeland: Auckland Hospital	Menschen (RA.) (47)
1983	Zentrum für rheumatische Krankheiten in Glasgow	Menschen (35)
1984–85	Frankreich: Paris	Menschen (120) (RA. & OA.)
1990	Universität von Auckland	Ratten
1992–94	Universität von Auckland	Ratten
1991–94	Royal Melbourne Insitute of Technology, John Curtin Med. Res. School, Universität von Adelaide (Abt. Rheumatologie)	verschiedene Versuchsobjekte

Art der Studie	Resultat
kontrollierter klinischer Versuch mit Austausch der Substanzen, 8 Wochen (veröffentlicht)	keine Wirkungen demonstriert
Fraktionierungsstudien in Verbindung mit Bioanalysen zur Identifizierung des aktiven Prinzips	positive Ergebnisse
Laboruntersuchungen zu den pharmakologische Mechanismen des Extrakts (veröffentlicht)	positive Ergebnisse
Fraktionierung des Extrakts zur Suche nach dem aktiven Prinzig (veröffentlicht)	positive Ergebnisse
Demonstration der prostaglandin-hemmenden Aktivität (veröffentlicht)	positive Ergebnisse
kontrollierter klinischer Versuch, 12 Wochen (veröffentlicht)	keine Wirkung demonstriert
sechsmonatige Versuchsreihe an 35 Patienten	keine Wirkung demonstriert
sechsmonatige klinische Doppelblind-bewertung an spezifischen arthritischen Patienten (veröffentlicht)	positive Aktivität
Bewertung der Wirkung auf durch Zellen übertragene Immunmechanismen	positive Aktivität
Demonstration der entzündungs-hemmenden Aktivität des aktiven Prinzips des Muschelextrakts (veröffentlicht)	positive Aktivität
Demonstration der entzündungs-hemmenden Aktivität des aktiven Prinzips des Muschelextrakts	positive Aktivität

5
Die Ergebnisse: Was die Anwender sagen

Kritiker könnten behaupten, daß die Berücksichtigung persönlicher Erfahrungen in diesem Kapitel unwissenschaftlich sei. Sie denken vielleicht, daß die Erfahrungen von Betroffenen (die wegen einer Krankheit behandelt werden) zu subjektiv sind, um in die Einschätzung der Behandlungsergebnisse einzufließen, und daß nur streng objektive Berichte ohne jeden emotionalen Gehalt die Fortschritte einer Behandlung bewertbar machen. All diese Kritikpunkte treffen in der Tat zu, aber nur unter bestimmten Umständen. Der Autor ist der Meinung,

1. daß die bisherigen Aussagen eine extreme Ansicht darstellen, die an sich ebenfalls emotional ist, und
2. daß es keine völlig »objektive« Bewertung gibt, besonders was arthritische Erkrankungen betrifft.

In fast allen Fällen und speziell bei Versuchsreihen mit antiarthritischen Medikamenten besteht ein beträchtlicher Teil der Bewertung aus einem Frage-und-Antwort-Programm, in dem der Patient die Schmerzen, die Dauer der Gelenksteife am Morgen und ähnliche Parameter detailliert beschreibt. Dabei handelt es sich um subjektive Einschätzungen, die denen aus Briefen oder Telefonanrufen entsprechen. Sie bilden den Inhalt dieses Kapitels. Wenn die Erfahrungen aufrichtig und in ausreichender Zahl vorhanden sind, aus vielfältigen Quellen stammen und sich über einen beträchtlichen Zeitraum hinziehen, gibt es absolut keinen Anlaß, um von Quacksalberei zu sprechen. Tatsächlich stellen derartige Erfahrungen eine äußerst wertvolle Quelle medizinischer Informationen dar. Sie sind in einigen Fällen sogar relevanter als solche aus kurzfristigen klinischen Versuchen.

Die in diesem Kapitel wiedergegebenen Erfahrungen stammen von Menschen aus der ganzen Welt. Einige der Briefeschreiber waren selbst Ärzte und Spezialisten, und die Briefe erstrecken sich über einen Zeitraum von 20 Jahren. Manchmal wurden die ursprünglichen Erfolgsmitteilungen Jahre später durch weitere Informationen bestätigt. In den meisten Fällen waren die Erkrankungen durch den Arzt korrekt diagnostiziert worden. Es handelt sich also nicht einfach um nichtspezifische Fälle, die auf die Behandlung reagieren.

Warum schreiben die Betroffenen überhaupt?

Es gibt verschiedene Gründe für die Briefe und Anrufe, die berichten, wie die Behandlung mit dem Muschelextrakt wirkte. In vielen Fällen wurden die Ergebnisse kommentiert, gefolgt von einer Frage wie: »Ist es nötig, die Kapseln (für immer) weiter einzunehmen?«, oder: »Welche Dosierung wird für die langfristige Einnahme empfohlen?« Oder es wurde nach der Möglichkeit gefragt, das Präparat an Freunde oder Verwandte in einem anderen Land zu schicken. Betroffen machen die Mitteilungen von Menschen, die keine positive Wirkung feststellten. Es gibt kein Produkt, das allen Menschen hilft, aber wenn der Muschelextrakt bei einem Freund oder Verwandten geholfen hat, sind eigene negative Erfahrungen für den Betroffenen besonders schlimm. Ähnlich ist die Situation, wenn der Mißerfolg darauf zurückzuführen ist, daß jemand ein Imitat (des Produkts) gekauft hat, weil er es für das echte Produkt hielt. Imitate können ähnlich wie das Originalmittel aussehen, riechen und schmecken, aber da sie einfach nur durch die Gefriertrocknung von ganzem, gefrorenen Muschelfleisch hergestellt werden, kann man von ihnen keine entzündungshemmende Wirkung erwarten.

Oft wurden die Erfahrungen mit dem Muschelextrakt detailliert erklärt, weil die Betroffenen besonders dankbar waren, wenn der größte Teil konventioneller Therapien mit Medikamenten erfolglos verlaufen war und die Patienten nur noch wenig Hoffnung auf Besserung hatten. Auch die Mitteilungen von Fachärzten waren zum Teil recht detailliert, da sie daran gewöhnt sind, Einzelheiten einer Krankheit oder einer Behandlungsprognose genau aufzuzeichnen und zu kommentieren.

In anderen Briefen wird einfach nur Dank ausgedrückt. Sie stammen von Menschen, die glücklich sind, endlich ein Mittel gefunden zu haben, das ihnen hilft. Natürlich erhält jeder, der anderen bei einer schmerzhaften und zudem die Bewegungsfähigkeit einschränkenden Erkrankung zu Linderung verhilft, derartige Briefe. Doch aus den vielen hundert Briefen oder Anrufen, die sich auf die Behandlung mit Muschelextrakt beziehen, wurden wertvolle Informationen hinsichtlich Krankheitszustand, der Dauer bis zum Eintreten der ersten Ergebnisse, der Zeit ohne Beschwerden usw. gewonnen. Wichtig ist auch, daß es sich bei diesen Mitteilungen um freiwillige, natürliche Reaktionen von Menschen handelt, die ein Produkt gekauft haben. Es sind keine Reaktionen von Testgruppen, die kostenlose Proben erhielten.

Warum werden diese Details hier aufgeführt?

Dies soll keine Entschuldigung dafür werden, daß Kommentare und Auszüge aus diesen Mitteilungen aufgeführt werden. Der Trost, den viele Menschen erfahren, wenn sie von anderen mit fast identischen Symptomen oder Krankengeschichten hören, welche Erfahrung diese mit einer Behandlung gemacht haben, rechtfertigt den Abdruck dieser Kommentare. Alle Zitate sind wahrheitsgetreu und geben (die echten) Gefühle von Menschen wieder, die so erleichtert oder froh waren, daß sie den Hersteller oder den Autor persönlich von ihrem Erfolg in Kenntnis setzen wollten. Einige der folgenden Abschnitte beziehen sich auch auf Tiere. Hier können nur einige Beispiele aufgeführt werden, aber ich hoffe, sie zeigen, daß die »subjektiven« Ansichten des Patienten im Grunde eine Expertenmeinung wiedergeben – nämlich die des Leidenden!

Die Namen der Betroffenen wurden nicht genannt, um ihnen mögliche Peinlichkeiten zu ersparen. Auch der Name des Produkts wird entsprechend der Vorgehensweise im ganzen Buch weggelassen. Ein Beispiel für die detaillierten Berichte in einigen Briefen stellen die beiden folgenden Auszüge dar, die aus England bzw. Spanien stammen.

»Nach unserem Telefongespräch im letzten Mai kann ich Ihnen nun mit ein wenig mehr Vertrauen als damals von meinen Fortschritten berichten. Sie werden sich erinnern, daß ich unter einem wiederholten Ausbruch der Krankheit litt, und obwohl es ärgerlich war, weiß ich heute genug, um nicht mit zu großer Verzweiflung zu reagieren.

Ich nahm also weiterhin fünf Kapseln pro Tag und biß die Zähne zusammen! Aus rein klinischer Sicht führe ich wohl am besten detailliert auf, wie die Dinge zur Zeit stehen.

1. Der letzte Ausbruch dauerte circa zwei Monate. Er machte sich etwa Anfang Mai bemerkbar. Damals litt ich auch aufgrund von familiären Problemen unter starkem Streß.
2. Seit etwa einer Woche (3. Juli) haben die Schmerzen sehr nachgelassen. Zuerst hielt ich das Ganze nur für Wunschdenken und glaubte nicht wirklich, daß die Schmerzen abgeklungen waren. (Das denke ich immer, wenn ich nicht so recht daran glauben will!) Doch seit einer Woche kann ich mich viel besser bewegen und glaube tatsächlich, daß ich ein weiteres Stadium der Heilung erreicht habe.
3. Bei meinem Bein habe ich wieder das Gefühl, daß es länger ist – natürlich weiß ich, daß dies offensichtlich darauf zurückzu-

führen ist, daß die Muskeln kräftiger werden und daher nach dem Verschleiß wieder ihre normale Form und Größe annehmen.

4. Da das Bein elastischer scheint, habe ich in der rechten Gesäßseite, im Rücken und im gesamten Rumpf nicht diesen schrecklichen ziehenden und brennenden Schmerz. Einst schien ich die gesamte Muskelkraft, d. h. in der Länge, vorne, unten und an der Seite, verloren zu haben!
Wenn ich an meinen Zustand vor einem Jahr denke, dann genieße ich es, nicht ständig zu zittern, speziell nicht im Rumpfbereich – damals hatte ich absolut keine Kontrolle über die Nerven. So gesehen handelt es sich also um eine starke Verbesserung meiner Kräfte.

5. Es scheint noch immer recht viel Ammoniak aus den Ausscheidungsprodukten meines Körpers vorhanden zu sein, vor allem gegen Ende des Tages.

6. Wenn ich stehe, befinden sich beide Knie jetzt fast auf einer Höhe, früher mußte ich das »gute« Bein etwa 12 cm beugen, um einen Ausgleich zu schaffen. Ich kann jetzt ohne Schmerzen beim Laufen den Fuß abrollen, statt mit diesem Fuß auf den Zehen zu laufen, weil ich die Rückseite des Beins einfach nicht genug strecken konnte. Das ganze Bein scheint beweglicher.

7. Ich bin zu dem Schluß gekommen, daß es ein gutes Zeichen ist, wenn ich Schmerzen habe, denn wenn die Schmerzen nachlassen, hat mein Bein in jeder Hinsicht wieder seinen Normalzustand erreicht. Die Wadenmuskeln haben wieder ihre richtige Form, und es ist im Vergleich zu meinem guten Bein nicht so offensichtlich, daß ich unter Muskelschwund gelitten hatte.

8. Ich kann im Haus ohne Spazierstock wieder eine kurze Strecke zurücklegen, ohne daß ich dabei stark zu einer Seite falle, wenn ich den Fuß aufsetze. Die Schritte, die ich in den letzten Tagen unternommen habe, waren normal ausbalanciert, und – was am wichtigsten ist – ich hatte beim Aufsetzen des Fußes nicht einmal in den Gelenken Schmerzen.

9. Ich beabsichtige nicht, draußen ohne die Hilfe eines Spazierstocks zu laufen, bis die Natur mir ohne jeden Zweifel zeigt, daß alles wieder normal ist. Ich werde weiterhin fünf Kapseln pro Tag einnehmen, bis ich wieder ohne Stock und immer noch ohne Schmerzen laufen kann – vielleicht muß ich bis zum nächsten Schritt den Inhalt einer ganzen Flasche nehmen. Dann werde ich die tägliche Dosis auf vier Kapseln reduzieren, bis ich wieder eine ganze Flasche geleert habe, dann drei Kapseln, bis eine weitere Flasche aufgebraucht ist.

Wenn ich das Glück habe, wieder den Normalzustand ohne Schmerzen zu erreichen, werde ich, solange der Muschelextrakt produziert wird, für den Rest meines Lebens jeweils eine Kapsel pro Tag einnehmen.

10. Das ganze Bein scheint jetzt auch besser geschmiert zu sein, weil ich jetzt nicht mehr das schreckliche Geräusch höre, das an Kastagnetten oder das Brechen trockener Zweige erinnert, wenn ich versuchte, mein Bein zu beugen. Ich habe den Muschelextrakt in der vollen Dosierung regelmäßig seit dem letzten August eingenommen, also fast ein ganzes Jahr lang, und wenn ich meine Kraft mit meinem Zustand vor einem Jahr vergleiche, ist jetzt fast alles wieder normal.«

Ein weiteres Beispiel für einen ausführlichen Bericht ist dieser Brief von einem Herrn aus Spanien.

»Zum Abschluß dieses Jahres möchte ich Ihnen von meiner wunderbaren Erfahrung mit dem Muschelextrakt berichten. In meinem ersten Brief habe ich Ihnen bereits etwas von mir erzählt, auch daß ich in den letzten Monaten stark unter rheumatoider Polyarthritis litt. Seit August wurde ich (hier) mit allen starken Medikamenten wie *Pirarolone, Butaphenarolone* und *Corti-Costeroiden* behandelt, ohne daß dies zu bleibenden Ergebnissen führte. Bisweilen kam es zu einer gewissen Erleichterung, aber wenn ich ein bestimmtes Medikament absetzte, waren die Schmerzen nach einigen Tagen noch heftiger. Mein Zustand verschlechterte sich langsam immer mehr. Ich fühlte mich durch die Medikamente vergiftet, verlor meinen Appetit und litt unter Depressionen. Das ist nicht weiter verwunderlich, sah ich doch ein Leben im Rollstuhl auf mich zukommen. Ich setzte daher alle Mittel ab und fühlte mich ein wenig besser, als die Nebenwirkungen nachließen. Damals lautete die Diagnose: aktive Arthritis im rechten Knie, begleitet von einer starken Knieschleimbeutelentzündung, aktive Arthritis in den Fußgelenken des rechten Beins, im rechten Daumen und Zeigefinger, im linken Handgelenk, vier verkrüppelte Finger, Schmerzen in der rechten Schulter und im Schulterblatt sowie in den benachbarten Rippen.

Am 13. Dezember begann ich die Behandlung mit dem Muschelextrakt. In den ersten acht Tagen zeigte sich keine Veränderung. Am neunten Tag kam es zu größeren Schmerzen in allen betroffenen Gelenken und zu leichtem Fieber. Dieser Zustand hielt bis zum dreizehnten Tag an, an dem ich kein Fieber mehr hatte und die Schmerzen nachließen. Am vierzehnten Tag zeigten sich bei allen Gelenken, die in den vorhergehenden Jahren betroffen gewesen waren, Symptome, die anzeigten, daß sie wieder aktiv

wurden, begleitet von leichtem Fieber. Am fünfzehnten Tag erwachte ich dann zum erstenmal fast ohne arthritische Schmerzen, obwohl Steifheit und Bewegungsunfähigkeit noch vorhanden waren. Vom sechzehnten bis zum zwanzigsten Tag besserte sich langsam alles, so daß ich mich recht wohl fühlte. Vom einundzwanzigsten bis dreiundzwanzigsten Tag hatte ich wieder arthritische Schmerzen und leichtes Fieber, aber jetzt in allen Gelenken, die zur Zeit und in den vergangenen Jahren betroffen gewesen waren. Doch am vierundzwanzigsten Tag war alles vorbei. Von diesem Zeitpunkt an nahm die Muskelspannung und Steifheit langsam ab, ich wurde zunehmend mobiler in allen betroffenen Gelenken. Die Schwellungen am rechten Knie und Fußgelenk gingen langsam zurück. Am zweiunddreißigsten Tag konnte ich wieder laufen. Am zweiundvierzigsten Tag Bewegungsfähigkeit, abgesehen von einigen Problemen mit Gelenkdeformationen, die für mein Alter fast normal sind, kaum noch Schmerzen und angenehme Beweglichkeit! Ich kann alle betroffenen Gelenke wieder ohne Schmerzen und mit geringen Einschränkungen einsetzen, so daß ich heute wieder einige Arbeiten im Haus erledigen kann. Ich kann wieder ohne Probleme laufen, obwohl ich mit meinem rechten Bein vorsichtig sein muß, da Knie und Fußgelenk ziemlich große Schäden davongetragen haben.
Vor sechs Wochen mußte ich mein Leben als noch recht dynamischer Mensch im Bett oder auf dem Sofa verbringen. Eine traurige Aussicht! Übrigens stellte ich noch eine weitere positive Nebenwirkung fest. Kleine Schnittwunden und Abschürfungen verheilen meiner Einschätzung nach jetzt etwa doppelt so schnell wie vorher.
P. S. Meine Frau und ich werden am 10. des nächsten Monats von Las Palmas aus zu einer Kreuzfahrt um die Welt aufbrechen, die wir aufgrund meiner Krankheit fast storniert hätten!«

Obwohl diese beiden Briefauszüge ziemlich lang sind, habe ich sie dennoch aufgenommen, da sie vieles, was an anderer Stelle vorgebracht wurde, bestätigen. Sie zeigen auch, daß Menschen, die so sehr leiden, durchaus genaue Veränderungen in ihrem Zustand wahrnehmen können und sich nicht so leicht von Quacksalbern beeinflussen lassen.
Glücklicherweise sind nicht alle Fälle so schwer wie die gerade geschilderten. Doch da Schmerzempfindungen eine relative Sache sind, können Menschen, die unter anderen Formen der Krankheit leiden, genauso verzweifelt sein. Nur wer die Verzweiflung von Menschen, die unter Arthritis leiden, mit eigenen Augen gesehen hat, kann sie verstehen. Zum Teil wird dies in den Briefausschnitten weiter unten deutlich.

Der Brief einer Patientin aus Italien zeigt Ihre Freude und Erleichterung, als sie wieder in der Lage war, ein normales Leben ohne ständige Schmerzen zu führen.

»Ich fühle mich hier in Rom schon fast wie eine Handelsvertreterin, da mir so viele Menschen zu der wunderbaren Verbesserung meines Gesundheitszustands gratulieren und den Muschelextrakt selbst ausprobieren wollen.

Sicher werden Sie sich freuen zu hören, daß ich mich sehr, sehr glücklich schätze – ich kann mich wieder richtig bewegen und leide nicht mehr unter den ständigen Schmerzen, die schon fast unerträglich waren. Ich habe dreimal täglich ein Schmerzmittel genommen, aber seit ich den Muschelextrakt ausprobiert habe, bin ich nicht mehr auf sie angewiesen. Ich kann mich ohne fremde Hilfe in einen Sessel setzen und wieder aufstehen und habe sogar wieder versucht zu stricken.

Nach der ersten Flasche habe ich mit der Einnahme der Kapseln aus einer zweiten begonnen und brauche jetzt den Mut, sie eine Weile nicht zu nehmen, um die langfristige Wirkung zu beurteilen. Die Ergebnisse sind für mich fast unglaublich. Besonders froh bin ich darüber, daß ich jetzt gar keine Medikamente mehr nehmen muß. Ich unternehme alle möglichen verrückten Dinge, die ich seit längerer Zeit nicht mehr tun konnte. Obwohl ich zugeben muß, daß ich müde bin und alle möglichen Wehwehchen habe, bin ich diese schrecklichen Schmerzen los. Zwischen diesen kleinen Wehwehchen und echtem Schmerz besteht ein himmelhoher Unterschied. Ich hoffe nur, daß andere Menschen dieselbe Wirkung erzielen wie ich. Ich bin wirklich dankbar und erzähle allen, die es hören wollen, wie es mir ergangen ist.«

Die am Ende dieses Briefes ausgedrückten Gefühle und der Wunsch, daß andere Menschen dieselbe Wirkung erleben mögen, findet man in fast allen Briefen. Offensichtlich kann diese Behandlung nicht allen helfen, doch die in vielen dieser Briefe geschilderten Gefühle haben dazu beigetragen, dieses Buch in Angriff zu nehmen.

Der folgende Satz aus einem sehr kurzen Brief ist ein Beispiel dafür, wie sich neue Behandlungsmethoden in der Welt verbreiten, vor allem wenn sie wirkungsvoll sind. Er zeigt auch, daß arthritische Erkrankungen nicht nur in kalten Klimazonen, sondern auch in tropischen Regionen auftreten. Der Brief stammt aus Nigeria, wo der Muschelextrakt noch nicht in Geschäften erhältlich ist. Der Absender hat das Produkt offensichtlich in Übersee gekauft oder sich von Freunden oder Verwandten aus einem anderen Land zuschicken lassen.

»Vielleicht interessiert es Sie zu hören, daß meine Frau, die seit Jahren unter Arthritis litt, nach einer Flasche des Muschelextrakts jetzt schmerzfrei ist, sich bücken und viel leichter strecken und ihre Hände zu Fäusten ballen kann – alles ohne Schmerzen und Nebenwirkungen. Es ist wirklich großartig!«

Beispielhaft für die Erfahrungen von Menschen, die ernste Hüftprobleme haben oder hatten, zitiere ich aus einem Brief, der von einem britischen Seemann stammt, der in London lebt.

»Ich möchte den Menschen, die den Muschelextrakt herstellen und auf den Markt bringen, von ganzem Herzen danken. Wenn sie wüßten, was für Schmerzen in den letzten Jahren durch den Muschelextrakt verhindert wurden, wären sie sicherlich stolz auf ihr Produkt, und ich möchte Ihnen allen erneut danken.
Die erste Wirkung des Muschelextrakts war, daß ich länger schlafen konnte. Vorher hatte ich Glück, wenn ich nachts zwei Stunden Schlaf bekam. Jetzt kann ich sechs bis acht Stunden schmerzfrei schlafen. Allen, die mir gegenüber Arthritis erwähnen, empfehle ich sofort Ihr Produkt. Das werde ich auch weiter tun, weil ich hoffe, daß andere dieselbe Wirkung erleben wie ich.«

Angesichts solcher Briefe ist es leicht nachzuvollziehen, wie schnell die Informationen über ein Produkt sich ausbreiten. In einem Brief aus dem Jahr 1976, der von der Frau eines neuseeländischen Schafzüchters stammt, heißt es:

»Ich möchte Ihnen mitteilen, wie sehr der Muschelextrakt meinem Mann, der unter einer Spondylitis ankylosans in Nacken, Wirbelsäule und Hüften leidet (und zwar seit über zwanzig Jahren), hilft. Seinem Rücken geht es jetzt viel besser, und er kann wieder ohne Schmerzen die Schafe baden. Er ist fünfundfünfzig und seine gebeugte Haltung hatte sich mit den Jahren deutlich verschlechtert. Ich wollte Ihnen von der Verbesserung seines Zustands berichten, da Sie in der Lage sind, anderen Empfehlungen zu erteilen.«

Die ernste Erkrankung dieses Züchters konnte durch den Muschelextrakt genau wie durch andere Medikamente nicht »geheilt« werden, aber er kann jetzt ohne Schmerzen arbeiten, was für ihn (und seine Frau) ein Segen sein muß.

In einigen Briefen wurde von Resultaten berichtet, die man dem Produkt eigentlich nicht zusprechen kann. Eine solche Wirkung scheint unmöglich, und vielleicht sind die Ergebnisse ja reiner Zufall. Da jedoch mehrere Quellen Ähnliches schildern, sollten wir uns diese Berichte näher ansehen.

1981 schrieb eine Dame aus Neuseeland, daß sie durch die Einnahme des Produkts mit ihren Händen wieder normale Haus- und Gartenarbeiten machen könne. Sie berichtet weiter:

»Meine Gelenke sind häßlich und deformiert, aber sie sind noch einsatzfähig, so daß ich am nächsten Tag weiterarbeiten kann, selbst wenn ich am Vortag hart gearbeitet habe. Ich habe folgende Entdeckung gemacht: Wenn ich in den frühen Nachtstunden aufgrund von Schmerzen, Schwellungen und Flecken an meinen Fingern keine Ruhe finden kann und dann zwischen Mitternacht und drei Uhr morgens eine weitere Kapsel einnehme, schlafe ich innerhalb weniger Minuten ein und spüre keine Schmerzen in den Händen, die am nächsten Morgen nicht mehr fleckig, sondern wieder schlank und weiß sind. (Ich kann wieder etwas mit ihnen anfangen. Sie sind aktiv und können wieder eingesetzt werden.) Von dieser aufregenden Entdeckung berichte ich auch meinen Freunden.«

Eine andere Patientin schrieb aus Australien über die Veränderungen ihrer Hände.

»Nachdem mein Mann und ich in Ihrem wunderbaren Land Urlaub gemacht hatten, trafen wir auf der Rückreise eine junge Frau aus Neuseeland. Sie sah meine Hände und zeigte uns ein Photo ihrer Hände aus der Zeit, als sie ebenfalls unter Arthritis gelitten hatte, und empfahl mir Ihren Muschelextrakt. Um es kurz zu machen – ich probierte das Mittel aus, und nach meiner siebten Flasche und mehreren Rückfällen, von denen der letzte der schlimmste war, wurde ich meine Arthritis los. Es geschah etwas Wunderbares. So wie man mit einem Tuch alles auswischt, sind jetzt keine Spuren der Krankheit mehr vorhanden. Das war vor zwei Monaten. Jetzt würde ich gerne wissen, ob ich die Dosierung reduzieren kann oder immer noch fünf Kapseln pro Tag nehmen muß. Ich habe Ihr Produkt vielen anderen Menschen empfohlen, die die Resultate nun selbst erleben. Ich hatte Kegeln, Gartenarbeiten usw. aufgeben müssen, und ich bin diesem jungen Mädchen aus Queenstown so dankbar, das mir von dem Mittel erzählt hat.«

Während ich an diesem Kapitel schrieb, traf ein Brief aus Christchurch, Neuseeland, ein. Er galt einem weiteren Aspekt der Krankheit, der sich, was ich nie vermutet hätte, durch den

Muschelextrakt beeinflussen ließ. Doch da die Symptome zurückkamen, als die Schreiberin das Produkt nicht mehr nahm, und wieder verschwanden, als sie erneut mit der Einnahme begann, liegt nahe, daß die Krankheit auf das Produkt reagierte.

»Ich möchte Ihnen mitteilen, daß ich den Muschelextrakt jetzt seit etwa neun Jahren nehme. Zuerst nahm ich ihn wegen meiner Arthritis, die damals meine Hüfte betraf, und wurde völlig geheilt. Seit meiner Geburt leide ich zudem unter Dermatitis oder einem Ekzem und mußte viele Jahre lang bandagiert werden. Mit zunehmendem Alter wurde meine Haut immer röter und rissiger, aber nach Einnahme des Extrakts bemerkte ich, daß sie nicht mehr so schlimm und trocken aussah. Dies stellte ich fest, nachdem ich zwei Flaschen eingenommen hatte und dann die Einnahme einstellte, da ich keine arthritischen Schmerzen mehr hatte. Nach etwa einem Monat wurde meine Haut wieder rot und begann zu jucken. Obwohl ich auch heute noch hin und wieder in verschiedenen Körperteilen unter Arthritis leide, nehme ich das Mittel die ganze Zeit über hauptsächlich wegen meiner Haut. Dies wollte ich Ihnen mitteilen. Vielleicht wird anderen dadurch geholfen.«

Oft glaubt man, daß medizinische Probleme nur die Patienten betreffen, aber nicht den Arzt selbst. Natürlich stimmt das nicht, und der Autor weiß von mehreren Ärzten, die den Muschelextrakt (vorwiegend wegen der fehlenden negativen Nebenwirkungen) mit Erfolg ausprobiert haben.
In einem Fall war der Betroffene ein Chirurg, ein Spezialist für plastische Operationen, der seinen Beruf aufgrund von Arthritis in den Händen aufgeben mußte. Er nahm den Muschelextrakt ein und konnte wieder operieren.
Dr. Christian Barnard, der berühmte Herzchirurg, konnte ebenfalls wegen Arthritis nicht mehr arbeiten. Dank des Muschelextrakts steht er wieder im Operationssaal.
Von diesen beiden Fällen wurde uns mündlich berichtet, so daß wir hier nicht aus Briefen zitieren können. Doch es handelt sich um wahre Fälle. Der folgende Abschnitt stammt aus dem Brief einer kanadischen Ärztin.

»Ich bin über achtzig Jahre alt und Ärztin mit über fünfzigjähriger Erfahrung, so daß ich Ergebnisse objektiv beurteilen kann. Meine Erkrankung (Spondylosis der Lendenwirbel), unter der ich zwanzig Jahre lang litt, verbesserte sich dramatisch. Ich habe viele andere Mittel ausprobiert, die alle nicht halfen. Das chronische Rheuma in beiden Beinen, das dazu führte, daß ich nur noch langsam und unter Schmerzen laufen konnte, verbesserte sich innerhalb von nur fünf Tagen so sehr, daß ich jetzt viel leichter laufen kann. Ich konnte es kaum glauben. Nachdem ich die beiden Flaschen aufgebraucht hatte, versuchte ich, mir weitere Kapseln zu besorgen, konnte jedoch nur eine Sorte finden, die zusätzlich Hefe enthielt, von dunkelgelber Farbe war und nach Räucherfisch roch. Die Verbesserung, die ich erlebt hatte, ging langsam zurück, und die neuen Kapseln halfen überhaupt nicht.«

Dieser Brief, in dem ich um das erste Produkt gebeten wurde, zeigt die Gefahren von Imitaten auf (die eine Situation ausnutzen wollen). Glücklicherweise ist das Originalprodukt jetzt auch in Kanada erhältlich.

Ein weiteres Beispiel für im medizinischen Bereich Beschäftigte, die den Muschelextrakt zur eigenen Behandlung einsetzen, ist der Brief einer Krankenschwester.

»Ich möchte Ihnen mitteilen, wie zufrieden ich mit dem Muschelextrakt bin. Vor fast zwei Jahren erkrankte ich an rheumatoider Arthritis in beiden Handgelenken und an einer Spondylosis der Nackenwirbel. Mein Arzt verschrieb mir die üblichen entzündungshemmenden Medikamente, doch als Krankenschwester habe ich die Nebenwirkungen dieser Medikamente an Patienten gesehen und nahm sie natürlich nur sehr zögerlich.

Da ich als Ehefrau, Mutter und vollberufstätige Frau sehr eingespannt bin, beschloß ich, etwas auszuprobieren. Ich wandte mich der Homöopathie zu, was sich als sehr teuer und nicht erfolgreich erwies. Dann las ich einen Artikel über den Muschelextrakt. Ich spielte mit der Idee, ihn in dem Unternehmen auszuprobieren, wo ich als Krankenschwester arbeite. Ich sprach mit einem jungen Mann, der unter einer Polyarthritis leidet (und eine künstliche Hüfte hat). Er sagte, daß er ein Buch über die grünlippige Muschel habe, und lieh es mir aus. Ich war beeindruckt und beschloß, es mit diesem Mittel zu versuchen. Das war im April letzten Jahres. In dem Buch hieß es, daß manche Menschen die Kapseln mehrere Monate lang nehmen mußten, bevor es ihnen besser ging. Ich war bereit, das durchzustehen, da ich damals ziemlich verzweifelt war.

Mir ging es nicht besonders gut, mein Gesundheitszustand war schlecht, und ich litt unter Depressionen. Ich konnte nachts nicht schlafen, und in den Armen, Schultern, Handgelenken und Händen spürte ich immer weniger Kraft. Dabei stehe ich in der Blüte meines Lebens (ich bin neunundvierzig) und habe noch etwa zehn Jahre vor mir, bevor ich mich aus dem Berufsleben zurückziehen kann. Morgens konnte ich jedoch kaum meine Arme heben, um mich anzukleiden und zu kämmen. Der Schmerz war schrecklich, aber ich gab mich nicht geschlagen und ging jeden Tag zur Arbeit.

Ich nahm die tägliche Höchstdosis des Muschelextrakts. Ganz langsam stellte ich (im Sommer) im Mai/Juni eine Verbesserung fest. Das heiße Gefühl und die Schwellung in den Handgelenken ließen nach. An manchen Tagen kehrten die Schmerzen mit aller Stärke zurück, vor allem wenn ich übermüdet war oder bestimmte Hausarbeiten erledigt hatte, aber irgendwie hatte ich das Gefühl, daß es mir besser ging.

Im September wußte ich dann, daß sich endlich echte Resultate einstellten. Erholsame Nächte, ein Wohlgefühl, nur hin und wieder leichte Schmerzen im Nacken, in den Handgelenken, Schultern und Muskeln. Sie waren im Vergleich zu früher so geringfügig, daß ich sie fast ignorieren konnte. Wenn ich vor einigen Wochen versucht hätte, diesen Brief auf der Schreibmaschine zu schreiben, hätte ich unter unglaublichen Schmerzen gelitten! In der Oktoberausgabe einer Schwesternzeitung las ich einen Leserbrief, in dem eine Frau berichtete, daß sie und ihr Mann den Muschelextrakt über ein Jahr lang genommen hatten und mit den wohltuenden Ergebnissen sehr zufrieden waren. Ihre Erfahrungen schienen meinen fast zu entsprechen.«

Diesen Abschnitt habe ich zitiert, weil er die Gefühle und die Erleichterung von Arthritispatienten besonders gut beschreibt. Die Dame beendet ihren Brief mit der Anmerkung, daß sie heute zwei Kapseln pro Tag einnimmt und daß dies in ihrem Fall auszureichen scheint.

Aufgrund der Nebenwirkungen, die mit einigen medikamentösen Behandlungsformen der Arthritis einhergehen, wollen viele lieber eine andere Therapie ausprobieren. So auch die Mutter eines Mädchens, das unter rheumatoider Arthritis leidet, die den folgenden Brief aus Queensland, Australien, schrieb.

»Ich schreibe Ihnen, um Ihnen mitzuteilen, wie gut es meiner Tochter geht, seit sie den Muschelextrakt nimmt. Sie leidet unter rheumatoider Arthritis, und heute kann sie beide Hände zum Schreiben einsetzen und sie sogar über den Kopf heben. Sie nimmt jetzt nur noch 9 Aspirin-, 2 Brufen- und 1 Vitamintablette pro Tag und erhält 1 Goldinjektion im Vergleich zu 12 Aspirin-, 6 Brufen-, 4 Codeintabletten, 3 Vitamintabletten, 3 Kalziumtabletten und 2 *Fergen*. Vor der Einnahme des Muschelextrakts in Verbindung mit der Goldbehandlung hatte sie drei Flaschen Muschelextrakt eingenommen, und jetzt sehen ihre Hände wieder normal aus, das Zahnfleisch blutet nicht, und ihre Augen sind nicht die ganze Zeit entzündet. Sie ist immer noch dünn, aber sie ißt gut.

Ein Arzt, den wir aufsuchten, meinte, man würde es ihr nicht einmal ansehen, daß sie unter Arthritis leidet – wenn er nicht ihr Krankenblatt gesehen hätte, würde er es nicht glauben. Er schrieb sich sogar den Namen des Muschelextrakts auf, um zu sehen, ob er anderen damit helfen kann.«

In dem Brief einer Dame aus Neuseeland heißt es:

»Ich möchte Ihnen nur kurz mitteilen, wie zufrieden ich mit den Fortschritten meines Mannes bin, seit er den Muschelextrakt nimmt. Er ist siebenundsechzig und hat sein Leben lang unter chronischer Arthritis gelitten. Manchmal war er völlig bewegungsunfähig. Nachdem er im letzten Jahr in drei verschiedenen Krankenhäusern gelegen und viele Medikamente genommen hatte, litt er unter starken Nebenwirkungen, so daß ein Magengeschwür aufbrach. Jetzt hat er sechs Flaschen Muschelextrakt genommen, und die Besserung seines Zustands ist wirklich großartig: Er kann sich bewegen, erledigt Arbeiten im Haus, ißt gut und fühlt sich viel kräftiger.«

Es ist immer schön zu lesen, daß einem Patienten das Interesse und die Zustimmung eines Arztes zuteil wurde, wenn er den Muschelextrakt ausprobierte. Glücklicherweise hört man dies heute immer häufiger, während die Ärzte früher äußerst skeptisch waren und der Verwendung einer so merkwürdig klingenden Substanz nur zögernd zustimmten.

Eine solche Beziehung zwischen Patient und Arzt schildert eine Dame aus Auckland in ihrem Brief.

»Vor einigen Jahren machten sich in meiner rechten Schulter Schmerzen und Steifheit bemerkbar, die als rheumatoide Arthritis diagnostiziert wurden. Der Arzt, den ich aufsuchte, verschrieb mir Brufentabletten und schickte mich anschließend ins Krankenhaus, wo ich behandelt wurde. Schließlich erhielt ich Cortisonspritzen (die, wie ich sagen muß, schrecklich schmerzhaft waren und nicht zu einer bleibenden Besserung führten).

Bisweilen weinte ich vor Schmerzen, und ich bin weiß Gott keine schwache Frau. Erleichterung verschafften mir die heißen Bäder von Waiwera, wo das Wasser der Therme mir vorübergehend half.

Ich besorgte mir einen Vorrat an Muschelextrakt-Kapseln und fragte meinen Arzt vor der Einnahme, ob er etwas gegen dieses Mittel einzuwenden hätte. Er sagte, daß er nichts dagegen habe und an den Reaktionen interessiert sei. Damals war dieses Mittel nicht auf Rezept erhältlich, aber ich war gewillt, es aus eigener Tasche zu bezahlen. Am nächsten Tag begann ich mit der Behandlung. Ich stellte keine Nebenwirkungen fest, aber in den ersten Wochen hatte ich leichte Schmerzen, wie sie im Beipackzettel beschrieben wurden.

Ich freue mich, Ihnen mitteilen zu können, daß ich meinen rechten Arm jetzt wieder vollständig gebrauchen kann. Ich kann nach oben in Schränke greifen, Einkaufstaschen tragen, Fenster putzen und die meisten Hausarbeiten erledigen. Ich möchte noch hinzufügen, daß ich auf dem Höhepunkt meiner »Krankheit« keinen Stift fest in der Hand halten konnte und fast ständig unter Schmerzen litt – speziell bei feuchtem oder kaltem Wetter.

P. S. Dr. E. ist höchst erfreut über das Ergebnis der Behandlung.«

In Kapitel 3 dieses Buches wurde das Vitalitäts- und Wohlgefühl fast aller Anwender des Muschelextrakts angesprochen. Eine Dame aus Kapstadt, Südafrika, schreibt dazu:

»Im August letzten Jahres erhielt ich zwei Flaschen mit je fünfundsiebzig Kapseln des Muschelextrakts, den ich seitdem mit äußerst guten Resultaten eingenommen habe. Die arthritischen Schmerzen im Ellbogen und in den Fingergelenken sind nicht nur beträchtlich zurückgegangen, sondern ich fühle mich allgemein viel frischer und aktiver als vorher.«

Eine Frau aus Australien beschreibt die guten Resultate, die sie erlebt hat.

»Wenn ich den Muschelextrakt nehme, fühle ich mich energiegeladen und leide nicht unter der Mattigkeit, die normalerweise mit Arthritis einhergeht.«

Anwender des Muschelextrakts sollten sich darüber im klaren sein, daß die Schmerzen vorübergehend stärker werden können, zum Teil sehr heftig. Dies beschreibt ein Brief aus Neuseeland.

»Vor etwa sieben Jahren erfuhr ich von dem Muschelextrakt und sprach mit meinem Arzt darüber. Er meinte, er könne nicht schaden, wenn ich mein Geld verschwenden wollte, sollte ich das Mittel ruhig ausprobieren. Ich bat meinen Apotheker sofort, mir das Mittel zu besorgen, und begann mit der Einnahme. Auf der Stelle schmerzten meine Gelenke noch mehr, und am liebsten hätte ich die Tabletten weggeworfen, wenn mein Mann mich nicht davon abgehalten hätte. Dann stellte ich innerhalb von zwei

Monaten fest, daß ich kurze Strecken zurücklegen konnte und viel aktiver wurde. Sechs Monate später begann ich die Behandlung erneut, wobei es zu einer weiteren Verbesserung kam, so daß ich beschloß, die Einnahme von Butazone (Butazolidin) ganz aufzugeben. Seitdem nehme ich den Muschelextrakt etwa alle neun Monate, und obwohl ich während der Einnahme immer noch unter leichten Schmerzen leide, ist nach Abschluß der jeweiligen Behandlung meine Bewegungsfähigkeit immer besser.«

Was den menschlichen Aspekt der Behandlung betrifft, möchte ich noch auf eine Gruppe von Senioren in Florida hinweisen, die beschlossen haben, eine eigene Versuchsreihe mit dem Muschelextrakt durchzuführen. Sie dokumentierten alle Ergebnisse und waren so erfreut über den Erfolg, daß sie eine Zeitung um einen Artikel über diese Versuchsreihe baten, um dadurch die Food and Drug Administration (die US-Lebensmittelbehörde) dazu zu bewegen, das Produkt in den USA zugänglich zu machen.

Leider konnten sie die Behörden nicht davon überzeugen, daß das Produkt Amerikanern mit Arthritis Besserung bringen könnte. Noch mehr überrascht, daß eine Sprecherin der örtlichen Arthritisstiftung, von der man annehmen sollte, daß sie in erster Linie an die leidenden Menschen denkt, die Ergebnisse auf das natürliche Nachlassen der Krankheit zurückführt!

So sind die USA das einzige Land, in dem Arthritispatienten den Muschelextrakt nicht bekommen können, es sei denn, sie besorgen ihn in einem anderen Land. Ein Brief aus Georgia in den USA beschreibt die Gefühle der Betroffenen.

»Die F. D. A. hat wieder einmal zugeschlagen, und uns wurde gesagt, daß man den Extrakt der grünlippigen Muschel nicht mehr kaufen könne. Drei Jahre lang hat mein Mann, der siebenundfünfzig Jahre alt ist, diese grünen Tabletten genommen und blieb durch sie bewegungsfähig. Er unternimmt sogar Wanderungen in den Bergen, geht kegeln, kann sich selbst die Schuhe zubinden und Treppen steigen. Bevor er dieses Mittel kennenlernte, probierte er ein Medikament nach dem anderen aus, und jedes hatte Nebenwirkungen, die mit einem weiteren Mittel behandelt werden mußten. Mein Mann fühlte sich wie ein Zombie und mußte immer wieder in die Notaufnahme, um wegen Reaktionen auf die Medikamente behandelt zu werden. Schließlich spülte er sie alle in der Toilette weg und suchte nach einem anderen Mittel. Ein Freund, mit dem er zusammenarbeitet, erzählte ihm von dem Muschelextrakt. Wir besorgten uns das Mittel und das Buch und lasen es. Damals brauchte er zum Gehen einen Stock, konnte Treppen nur rückwärts hinuntergehen, konnte nicht knien, nur kurze Strecken laufen und – fast – nichts alleine machen.

Nach drei Monaten stellten wir eine Veränderung fest und danach eine fast dramatische Verbesserung. Er konnte sich wieder bewegen, und solange er den Muschelextrakt einnimmt, ist er aktiv und ziemlich gelenkig. Seine Knie schwellen noch immer an und schmerzen bisweilen, aber er kann sich gut bewegen.

Jetzt scheinen die Pharmazieunternehmen uns den Boden unter den Füßen weggezogen zu haben. Wir haben noch einen kleinen Vorrat im Kühlschrank, aber was können wir tun, wenn er zu Ende geht? Können wir das Mittel direkt in Neuseeland bestellen? Oder in Kanada? In irgendeinem anderen Land? Bitte sagen Sie uns, was wir in dieser Situation tun können. Wir wollen keine Medikamente mehr, wir wollen diese Tabletten. Bitte senden Sie uns die entsprechenden Informationen, wir sind für alle Hinweise dankbar. Vielen Dank für Ihre Hilfe – wir brauchen sie.«

Dieser Brief ist ein typisches Beispiel für die vielen Anfragen aus den USA. Er wurde in ganzer Länge abgedruckt, da er die Verzweiflung von Menschen zeigt, die sich ein Mittel, das ihnen geholfen hat und keine Nebenwirkungen verursacht, nicht beschaffen können.

Natürlich führt genau diese Verzweiflung zu der Quacksalberei, die durch die Behörden eigentlich kontrolliert werden soll. Leider sind diese Kontrollen so umfassend, daß Kranken nur sogenannte »zugelassene Medikamente« zur Verfügung stehen, obwohl ihnen durch ein anderes Mittel so sehr geholfen wurde. Schade ist auch, daß Arthritis-Patienten nicht selbst entscheiden dürfen, was für sie das beste ist, und nicht einmal von der eigenen Arthritisstiftung unterstützt werden.

Auch wenn dies vielleicht sehr emotional klingt, es ist durchaus gerechtfertigt, wenn man all die Arthritisfälle in Betracht zieht, die an zugelassenen Medikamenten (die sich als giftig erwiesen haben) gestorben sind. Sicherlich zeigt dies, daß das gegenwärtige System alles andere als zufriedenstellend ist und überprüft werden sollte.

Am Ende dieses Kapitels sollen noch einige Auszüge aus Briefen aufgeführt werden, die die Behandlung von Tieren mit dem Muschelextrakt beschreiben.

»Sie haben mir vor drei Wochen eine Flasche Muschelextrakt für meine vierzehn Jahre alte Katze geschickt, weil wir uns große Sorgen machten, da sie aufgrund von Arthritis stark humpelte. Das Ergebnis der Einnahme von zwei Tabletten pro Tag ist fast unglaublich, denn jetzt rennt sie wieder in unserem riesigen Garten herum. Es stimmt wirklich!

Außerdem glänzt ihr Fell vor Gesundheit, und man könnte sie meiner Meinung nach für eine junge, vier Jahre alte Katze halten.«

Neufundländer leiden im Alter besonders häufig unter Arthritis. In einem Brief aus Auckland heißt es:

»Ich muß Ihnen einfach diesen Brief schreiben, der vielleicht mein letzter ist, um den Muschelextrakt zu loben. Chubby, unser Neufundländer, wurde Weihnachten eingeschläfert. Vielleicht erinnern Sie sich daran, daß er eins der ersten Tiere war, die den Muschelextrakt vor vier, fünf Jahren ausprobierten. Damals litt unser Hund unter Arthritis der Wirbelsäule und der Hinterbeine, und der Tierarzt konnte nichts für ihn tun. Das Tier konnte nicht einmal mehr die Strecke vom Tor bis zu unserer Haustür zurücklegen, aber nach der Einnahme des Muschelextrakts wurde es langsam wieder gelenkig, konnte ins Auto springen, Vögel fangen usw. und führte wieder ein völlig normales, gesundes und aktives Leben. Beim letzten Weihnachtsfest war unser Hund in der einen Minute noch ganz munter und in der nächsten schon gelähmt – die Wirbelsäulenerkrankung hatte ihn eingeholt.

Doch ich bin überzeugt davon, daß der Muschelextrakt Chubby und uns noch fünf Jahre lang ein glückliches Leben bescherte, was normalerweise nicht möglich gewesen wäre.«

In einem anderen Brief aus England heißt es:

»Kürzlich stand ich fast vor der traurigen Entscheidung, meine geliebte Hündin, eine Mischung aus Neufundländer und einer anderen Rasse, einschläfern zu lassen. Bess sollte wegen einer Verschlechterung ihrer Spondylitis ankylosans eingeschläfert werden. Doch nachdem sie sieben Tage lang drei Kapseln Muschelextrakt pro Tag eingenommen hatte, zog sie ihre rechte Pfote nicht mehr hinter sich her, hörte auf, auf den Zehenspitzen statt auf der Sohle zu laufen (oder eher gesagt zu taumeln), da sie keine Empfindung mehr in der Pfote hatte, litt nicht mehr unter so starken Schmerzen und zeigte wieder Interesse am Leben. Innerhalb von zwei Wochen konnte sie wieder viel besser laufen, und die Beine rutschten nicht mehr weg.

Sie kann jetzt wieder Stufen hinaufgehen, während man sie vorher tragen mußte, und wieder, wenn auch langsam, spazierengehen.

Sie ist dreizehn Jahre alt (was beim Menschen einundneunzig Jahren entspricht), und ich denke, dies ist ein bemerkenswertes

Ergebnis. Ihr Fell glänzt wieder schön, und ich habe bemerkt, daß die Augen wieder stärker leuchten.«

Ein Brief aus Neuseeland berichtet von einem Cockerspaniel.

»Mein Cockerspaniel wird bei Geschicklichkeitsprüfungen, zur Vogeljagd sowie zur Kaninchen- und Hasenjagd eingesetzt, so daß er ein recht aktives Leben führt, wie Sie sich sicherlich vorstellen können.
Im letzten Januar war er schon nach kurzer Zeit sehr erschöpft und humpelte ziemlich stark. Der Tierarzt röntgte ihn, konnte aber keine Ursache für das Problem finden. Er meinte jedoch, daß es sich möglicherweise um einen Bandscheibenvorfall oder um eine rheumatische Erkrankung handelte. Er schlug völlige Ruhe als mögliches Heilmittel vor. Die Ruhe brachte nichts, und Anfang April beschloß ich, es mit dem Muschelextrakt zu versuchen. Der Zustand des Hundes besserte sich fast auf der Stelle, und während der letzten acht Wochen war er fast ständig auf der Vogeljagd, ohne Anzeichen von Schwäche zu zeigen, ja, es geht sogar schneller als zuvor.«

Ähnliche Berichte gibt es über Pudel, Schäferhunde und andere Hunderassen. Zum Abschluß dieses Teils noch zwei Auszüge aus Briefen, die die Wirkung des Extrakts bei Pferden beschreiben.

»Der Zustand des Fohlens, das wir mit dem Muschelextrakt behandeln, hat sich nach drei Monaten stark gebessert. Es wurde im Dezember 1979 geröntgt, und der Tierarzt erklärte, dies sei der schlimmste Fall von Arthritis, der ihm in diesem Jahr begegnet sei. Butazolidin und Cortison zeigten keine Wirkung – die Rumpfmuskulatur des Fohlens wurde schwächer, und einige meinten, es solle eingeschläfert werden, da das Tier völlig ausgezehrt war. (Das Hinterbein war von der Krankheit betroffen.)
Da es sich um ein reinrassiges Pferd handelte, das vielleicht noch als Zuchtstute eingesetzt werden konnte – ganz abgesehen von dem Liebhaberwert –, gaben wir ihm den Muschelextrakt. Nach drei Monaten ist es wieder fit, hat ein glänzendes Fell, die Beinmuskulatur wurde regeneriert, und es läuft, trabt und galoppiert fast ohne jedes Humpeln. Im letzten Monat wurde es erneut geröntgt. Dabei wurde festgestellt, daß eine Gelenkversteifung stattgefunden hatte, die knochigen Auswüchse um das Gelenk herum waren glatter, und das Gelenk sah insgesamt besser aus.«

Der Brief enthält noch mehr Informationen über das Fohlen (und seine Möglichkeiten). Er endet mit den Worten: »Wir sind mit dem Gelenk so zufrieden, daß wir das Tier Anfang Juli zureiten lassen wollen.« Schließlich noch ein Brief über ein Pferd auf einem Ponyhof:

»Maggie, eine alte Stute, begann im Dezember 1977 stark zu lahmen, und der Tierarzt diagnostizierte eine Arthritis in beiden Vorderbeinen. Es wurde sofort eine Behandlung mit Equipalezene eingeleitet, die jedoch keine entscheidende Verbesserung zeigte.

Die Behandlung mit dem Muschelextrakt begann am 16. Februar. Maggie mochte den Geruch der Kapseln nicht besonders, aber mit einigem guten Zureden und einem Pfefferminzzusatz konnten wir sie zur Einnahme bewegen. Nach der ersten Behandlungswoche lahmte sie nicht mehr so stark, und die Lähmung schien auf das rechte Vorderbein beschränkt zu sein. Ihr Zustand verbesserte sich, sie wirkte aktiver und zeigte lebhaftes Interesse an den Aktivitäten auf der Pferdekoppel. Leider kam es gegen Ende der zweiten Woche zu einem starken Rückschlag, sie lahmte mit dem linken Hinterbein. Der Tierarzt wurde gerufen und verabreichte ihr Equipalezene zur Linderung der Schmerzen, deren Ursache nicht diagnostiziert werden konnte. Der Tierarzt war der Meinung, daß der Muschelextrakt zusammen mit diesem Mittel weiter eingenommen werden sollte.

Am Ende der dritten Woche, nach Beendigung der Muschelextraktbehandlung, erholte sie sich gut.

Zusammenfassend läßt sich sagen, daß Maggie jetzt »Spaß am Leben« hat, was wir vor drei Monaten nicht für möglich gehalten hätten. Abgesehen von einer Schwäche im rechten Vorderbein geht es ihr sehr gut.«

Diese Briefauszüge sind nur eine Kostprobe aus den Briefsendungen, die ständig im Büro des Autors oder bei den McFarlane Laboratories NZ Ltd. eingehen. Natürlich rufen auch viele Menschen aus den USA, Kanada und Europa an. Ich möchte es jetzt dem Leser überlassen zu entscheiden, ob man solche persönlichen Erfahrungen als Beweis für den Wert des Produkts einbeziehen kann oder ob dies wissenschaftlich nicht relevant ist.

6
Ein Blick in die Zukunft

Während der letzten Jahrzehnte wurde immer offensichtlicher, daß sich einiges bei der Nutzung der Naturressourcen weltweit ändern muß, wenn man sie bewahren will. An Land sind solche Veränderungen bereits eingetreten, indem man die freie Jagd aufgrund der Bedürfnisse einer wachsenden Bevölkerung durch kontrollierte Tierzucht und Ackerbau ersetzte. Entsprechende Maßnahmen im Meer werden zur Aquakultur von tierischen und pflanzlichen Ressourcen führen.

In der Medizin wird die Forschung zur Nutzung neuer therapeutischer Substanzen aus Meeresressourcen intensiviert werden. Die Eigenschaften einiger Algen und Schwämme haben bereits das Interesse großer Pharmakonzerne auf der Suche nach neuen Behandlungsmethoden gefunden. Natürlich wird sich ein großer Teil dieser Forschungen mit jenen Substanzen beschäftigen, die den Verlauf ernster Krankheiten wie Krebs und multiple Sklerose beeinflussen können. Die aktuellen Meeresstudien werden auch das Wissen über Antibiotika, gerinnungshemmende Mittel, Antihypertonika und Anästhetika erweitern.

Damit es in der medizinischen Forschung oder der Zucht von Meeresorganismen befriedigende Fortschritte geben kann, muß die Verschmutzung der Meere kontrolliert werden. Es scheint in der Natur des Menschen zu liegen, erst bei einer ernsten Krise zu erkennen, daß die natürlichen Ressourcen begrenzt sind. Wenn etwas in großer Menge vorhanden ist, erscheint es selbstverständlich. Leider wird auch der Rückgang einer Art oft nicht rechtzeitig genug bemerkt, um ein völliges Aussterben zu verhindern. Unsere Aufmerksamkeit sollte zwei Faktoren gelten, die mit der Plünderung und Verschmutzung der Meere zusammenhängen: der Bewahrung der Bestände und das Meer vor Verunreinigungen zu schützen. Der Schutz der Bestände kann durch ein Gleichgewicht zwischen Zuchtfarmen im Meer und regulierter Kontrolle nicht gezüchteter Arten erreicht werden. Die Meere und ihre Bewohner können bewahrt werden, wenn wir uns über die Einflüsse, die Verunreinigungen hervorrufen, klar werden.

Zuchtfarmen im Meer in der Zukunft

Man kann davon ausgehen, daß aktuelle Zuchtprojekte im Meer weitergeführt und durch technologische Neuerungen verfeinert und verbessert werden.

In diesen Zuchtfarmen werden Schalentiere wie Muscheln und Austern, Krustentiere wie Garnelen und Krabben, Langusten und Hummer und verschiedene Fischarten wie Lachse, Forellen und Katzenfische kultiviert – und noch viele andere Arten.

In der Zukunft werden wahrscheinlich Techniken für wirtschaftliche Zuchtmethoden bestimmter Seealgen und anderer Meeresbewohner wie Schwämme oder Korallen entwickelt werden, die nicht als Nahrung dienen, sondern für medizinische Zwecke.

Es bestehen kaum Zweifel, daß die Technologie zur Kultivierung der meisten Meeresorganismen bereits heute vorhanden ist, aber diese Technologien können wirtschaftlich noch nicht einträglich genutzt werden.

In einigen Fällen wird die Kultivierung bestimmter Arten von Meerespflanzen und -tieren wahrscheinlich nur dazu dienen, Material für pharmakologische Forschungen zur Verfügung zu stellen. In anderen Fällen jedoch werden sie wertvolle biomedizinische Substanzen bereitstellen, die nicht synthetisch hergestellt werden können. Die Zuchtfarmen an Land und vor der Küste werden in hohem Maß von einer ausreichenden Versorgung mit sauberem, gesundem Meerwasser abhängig sein.

Veränderungen in der Medizin

In Zukunft wird die Meerespharmakologie bei der Behandlung medizinischer Störungen eine wichtige Rolle spielen. Dies hat zweierlei Auswirkungen. Erstens werden verstärkt neue, aus dem Meer stammende Medikamente eingesetzt werden, und zweitens wird man Meeresorganismen als Studienobjekte für die Untersuchung physiologischer Reaktionen und Reize nutzen.

Möglicherweise gibt es einen Trend hin zur Verwendung von unbehandelten Medikamenten anstelle von stark gereinigten synthetischen Mitteln. Die technischen Bezeichnungen »unbehandelte Auszüge« oder »ungereinigte Substanzen« beziehen sich nur auf das Ausmaß chemischer oder biochemischer Verfeinerung. Sie bedeuten nicht, daß der Standard bei Hygiene, Qualität und Sicherheit bei solchen Materialien gesenkt wird. Die Beobachtungen haben gezeigt, daß unbehandelte Stoffe (die die spezifischen Substanzen enthalten, auf denen unsere synthetischen Medikamente beruhen) oft genauso effektiv sind wie die reine Substanz selbst und keine nachteiligen Nebenwirkungen zeigen. Würde man nur natürliche, rohe Mittel verwenden, wäre in den meisten Fällen der einzige Nachteil die Schwierigkeit, genügend große Mengen zu beschaffen. Vielleicht wäre auch die Verwendung in dieser Form etwas unbequem. Manchmal können solche unbehandelten Mittel instabil sein. Man könnte sie dann nur frisch geerntet einsetzen.

Einige der Neuentdeckungen aus dem Meer im medizinischen Bereich müssen als Rohextrakt verwendet werden, da die Extrahierung des aktiven Mittels oder eine Synthese impraktikabel sind. Glücklicherweise sollte die moderne Technik die Konzentration und Zubereitung derartiger medizinischer Substanzen in einer sicheren, stabilen und bequemen Form ermöglichen. Der Muschelextrakt ist ein Beispiel dafür.

Veränderung der Meeresverschmutzung

Die Verschmutzung der Meere muß man in der richtigen Perspektive sehen. Umweltbelastungen sind zu einem emotionalen Thema geworden und führen oft zu übertriebenen Reaktionen. Leider richten derartige Aussagen manchmal mehr Schaden an, als daß sie für den allgemeinen Wunsch nach einer gesunden Umwelt, die sich im Gleichgewicht befindet, förderlich sind.

Verunreinigende Materialien werden immer produziert werden, so lange tierische Formen und vor allem die Menschen auf der Erde leben. Wir müssen uns daher um die wirkungsvollste Entsorgung auch der kleinsten Abfallmenge bemühen.

Umweltverschmutzung ist ein relativer Faktor. Es sind nicht immer die übel aussehenden und schlecht riechenden Substanzen, die besonders schädlich sind. Einige der gefährlichsten und schädlichsten Stoffe sind geruchlos und können wie Trinkwasser aussehen.

Man sollte sich einmal vor Augen führen, daß in dem schmutzigbraunen Wasser in Flußmündungen und an Küstenstränden wahrscheinlich viel mehr Leben vorhanden ist als in den klaren blauen Meeren der Tropen. Das trübe Aussehen des Wassers kann sogar auf eine hohe Konzentration von Lebewesen zurückzuführen sein.

Der Einfluß der Verschmutzung hängt von mehreren (variablen) Faktoren ab und nicht nur von der Substanz selbst. So ist reines, sauberes Trinkwasser für die meisten Meeresbewohner ebenso tödlich wie sauberes, unverschmutztes Meerwasser für viele Süßwasserarten. Leitet man also große Mengen sauberen Süßwassers ins Meer, verunreinigt man es letzten Endes damit.

Offensichtlich ist die Menge hier ausschlaggebend, und genau dieser Faktor muß sorgfältig geprüft werden, will man eine Einschätzung der zukünftigen Meeresverschmutzung vornehmen.

Man könnte argumentieren, daß das Einleiten von normalen Haushaltsabwässern ins Meer keinen Schaden anrichtet und vielleicht sogar förderlich ist. Wenn die Haushaltsabwässer keine Reinigungsmittel sowie Reste von Insektiziden oder Pflanzenschutzmitteln und ähnlichem enthalten, dann trifft dies sicherlich zu. Abwässer schaden den Organismen im Meer nur selten, vorausgesetzt ihre Menge ist nicht so groß, daß der Sauerstoffgehalt des Wassers aufgebraucht wird. Sie können jedoch den Menschen, die die verunreinigten Meeresorganismen verzehren, sehr schaden, vor allem dann, wenn krankmachende Bakterien in den Abwässern enthalten waren.

Durch die Klärung der Abwässer vor dem Einleiten ins Meer können mikrobiologische Schadstoffe nicht ganz entfernt werden, doch die verunreinigende Wirkung der Rückstände wird beträchtlich reduziert. Der Nährboden für Bakterien schwindet, und natürlich geht dementsprechend auch die Zahl der ins Meer gelangenden Bakterien zurück. Die Anreicherung mit Sauerstoff, das Herausfiltern gelöster metallischer Schadstoffe und ähnliche Maßnahmen führen, wenn sie korrekt vorgenommen werden, nur zu relativ harmlosen Auswirkungen.

Obwohl die Vorstellung, daß Abwässer ins Meer gelangen, unangenehm ist, richten sie keinen Schaden an, vorausgesetzt, sie werden ausreichend behandelt und an geeigneten Stellen, d. h. nicht in der Nähe von Zuchtfarmen, Badestränden oder ähnlichen Schalentiervorkommen, eingeleitet. Anders ist es bei der Verunreinigung durch Erdöl. Öle schaden in jeder Form den Bewohnern des Meeres und der Küste (obwohl man daran denken sollte, daß Rohöl eine »natürliche« Substanz ist). Verschmutzungen durch Öl sind fast immer (vollständig) auf menschliches Versagen zurückzuführen. Keine noch so gute Technologie kann menschliches Versagen völlig ausschließen, und daher werden Schäden solcher Art immer ein potentielles Problem darstellen.

Die Methoden, mit denen Ölverschmutzung in der Vergangenheit angegangen wurde, waren für den Erhalt des Lebens in den Meeren nicht förderlich. Sie basierten auf dem Grundsatz, daß es am wichtigsten ist, dafür zu sorgen, daß sich das Öl außer Sichtweite befindet, und zu verhindern, daß es die Strände verunreinigt. Daher wurden emulgierende Wirkstoffe im Meer und an den Stränden eingesetzt, die es dem Öl ermöglichen, eine Emulsion zu bilden, die sich im Wasser auflöst. Zwar schützen solche Wirkstoffe die Badestrände und natürlich die Seevögel, sie schaden aber den Meeresbewohnern im Meer und an der Küste.

Rohöl (das bei Unfällen auf dem Meer meistens ausläuft) ist relativ ungiftig und biologisch abbaubar. Wenn man nichts weiter unternimmt, ändert es schnell seine Zusammensetzung. Die leichteren Bestandteile verflüchtigen sich in der Atmosphäre, die verbleibenden Anteile verdichten sich und ziehen Geröll und Sandpartikel aus dem umgebenden Wasser an. Schließlich verlieren sie an Schwimmkraft und sinken. Auf dem Meeresboden werden die noch verbliebenen Rückstände natürlich abgebaut.

Wenn andererseits das Öl mit emulgierenden Stoffen behandelt wird, verteilt es sich überall, statt nur an der Oberfläche zu bleiben. An der Küste kann es in Risse und Felsspalten dringen, in den Sand einsickern und auf Organismen einwirken, die normalerweise nicht beeinflußt worden wären. Außerdem kann die Mischung, die durch einige der reinigenden und emulgierenden Wirkstoffe entsteht, viel giftiger sein, als es ursprünglich das Öl war.

Die Botschaft für die Zukunft lautet also, daß man bei Ölverunreinigungen – wenn möglich – das Öl gänzlich entfernen sollte. Ist dies nicht möglich, sollte man nichts weiter unternehmen. Natürlich spielen auch die Kosten beim Umgang mit ausgelaufenem Öl eine Rolle, und es zu entfernen könnte die teuerste Vorgehensweise sein. Glücklicherweise hat man Methoden entwickelt, um das Öl aus dem Meer zu beseitigen, und sie in einigen Fällen sogar eingesetzt. Es bleibt zu hoffen, daß die Methoden auf diesem Gebiet optimiert werden, um zukünftige Ölverschmutzungen auf die am wenigsten schädliche Art und Weise zu bekämpfen.

Die Verunreinigung durch radioaktive Abfälle ist ein sehr heikles und schwieriges Thema. Die Tatsache, daß weiterhin radioaktive Abfälle produziert werden, scheint unausweichlich, und damit auch das Problem, wie man sie beseitigt.

Das zur Zeit angewandte System, bei dem radioaktive Abfälle in zementbeschwerten Fässern versiegelt und dann im Meer versenkt werden, ist nicht befriedigend. Es gibt bereits Beweise dafür, daß die Behälter leckschlagen können, und da starke Wasserbewegungen in der Tiefe der Ozeane selbst schwere Materialien wie diese Fässer in andere Gebiete transportieren können, ist dieses Verfahren unzuverlässig.

Zur Zeit gibt es kaum Informationen über die Auswirkungen radioaktiver Materialien auf das Leben im Meer. Doch einige Lebensformen haben die Fähigkeit, radioaktive Elemente zu konzentrieren, und obwohl sie selbst keine negativen Auswirkungen spüren, könnte dies bei den Menschen, die sie verzehren, durchaus der Fall sein. Es wäre sicherlich nicht wünschenswert, aus radioaktiv verseuchten Meeresbewohnern therapeutische Substanzen zu gewinnen.

Obwohl es (gegenwärtig) keinen Grund gibt anzunehmen, daß zur Zeit derartige Gefahren existieren, ist es notwendig, der Produktion und den Methoden der Abfallbeseitigung bei solchen Stoffen in Zukunft Aufmerksamkeit zu schenken, damit dieses Problem nie entsteht. Denn ist es einmal entstanden, kann es weder durch irgendeine Behandlung noch durch natürliche Zersetzung leicht korrigiert werden. Vielleicht eine der am wenigsten offensichtlichen, aber gefährlichsten Formen der Verunreinigung, die die zukünftige Verwendung der Meere als Ressource für Medikamente und Nahrungsmittel beträchtlich beeinflussen kann, ist die durch Abfälle von Pestiziden und Herbiziden. Diese Verbindungen gibt es in vielen Formen, von denen die bekannteste wahrscheinlich DDT (Dichlordiphenyltrichloräthan) ist.

Diese chlorierten Kohlenwasserstoffe sind gegenüber dem biologischen Abbau sehr resistent, und es dauert viele Jahre, bis sie sich in weniger schädliche Substanzen auflösen. Der weitverbreitete Einsatz von Pestizid- und Herbizid-Sprays hat dazu geführt, daß man diese Substanzen selbst in Tieren in den weit entfernten arktischen Regionen finden kann. Im Meer konzentrieren sie sich hauptsächlich auf die Fettgewebe von Organismen und können die gesamte Nahrungskette, angefangen beim mikroskopisch kleinen Plankton bis hin zu den großen Säugetieren, durchlaufen, wobei sie sich immer stärker konzentrieren.

Obwohl es hinsichtlich der Auswirkungen von DDT und seiner Zerfallsprodukte auf Meeresorganismen kontroverse Meinungen gibt, weiß man, daß diese Substanzen das Wachstum und die Fortpflanzungsfunktionen beeinträchtigen können. Diese Einflüsse auf die Planktonproduktion der Ozeane können ernste Auswirkungen für die menschliche Rasse haben, einmal ganz abgesehen von dem direkten Einfluß auf potentiell nützliche Meeresprodukte.

Da diese Faktoren bereits bekannt sind, bleibt zu hoffen, daß man in der Zukunft Fortschritte machen und leicht biologisch abbaubare und weniger gefährliche Produkte für die Schädlings- und Unkrautbekämpfung finden wird.

Die Probleme, die in der Vergangenheit aufgetreten sind oder die aufgrund der Verbreitung von Industrieabfällen auf uns zukommen könnten, werden zum Teil bereits in Angriff genommen. Leider waren dazu erst einige unangenehme Reaktionen bei Menschen nötig, die Fisch gegessen hatten, der mit Metallen wie Quecksilber verseucht war. Dadurch erkannten einige Industriezweige, wie ernst die Folgen einer Einleitung von unbehandelten Abfällen, die diese Elemente enthalten, ins Meer sind. Heute ist man sich jedoch weltweit darüber im klaren, daß industrielle Abfälle so behandelt werden müssen, daß sie den Gewässern, ihren Bewohnern oder denjenigen, die sich von diesen Bewohnern ernähren, nicht schaden können.

Die allmähliche Verbesserung der Technologien, mit denen industrielle Abwässer weltweit behandelt oder beseitigt werden können, sollte zumindest sicherstellen, daß dieser Bereich in Zukunft weniger Sorgen bereitet.

Zwei Arten von Verunreinigungen nehmen leider immer noch zu. Die thermische Verunreinigung muß keine Probleme verursachen, wenn sie richtig gehandhabt wird.

Sie ist das Ergebnis der Einleitung großer Mengen erhitzten Wassers aus Atomkraftwerken. Obwohl die Auswirkungen zur Zeit geringfügig sind, sollten sie, global betrachtet, bei der Entwicklung und Erweiterung zukünftiger Werke sorgfältig bedacht werden. Richtig genutzt, kann die Abgabe erhitzten Wassers, wenn es wieder dahin, wo es herkommt, zurückgeführt wird, sogar vorteilhaft sein. Dies könnte besonders für einige Zuchtfarmen im Meer zutreffen. Doch unerwünschte Auswirkungen wie ein Ungleichgewicht in der örtlichen Ökologie durch thermale Differenzierung der Arten und die Schaffung eines scharfen Temperaturunterschieds zwischen zwei horizontalen Wasserschichten, der durch das erhitzte Wasser verursacht wird, das über das dichtere, kalte Wasser hinwegfließt, müssen auch berücksichtigt werden.

Die andere Art der Verunreinigung ist wahrscheinlich die harmloseste, aber gleichzeitig die offensichtlichste. Man kann sie unter der Überschrift »Strand- und Treibgut« zusammenfassen. Seit der Mensch auf der Erde lebt, gibt es Verunreinigungen dieser Art. Doch in der jüngsten Zeit haben sich die Materialien verändert: Anstelle des einfachen, biologisch abbaubaren Holzes sind es heute Dosen, Glasflaschen und schließlich auch Plastik.

Abgesehen von der beträchtlichen Gefahr für (große) Schiffe und (kleine) Boote, bei denen die Einlaßöffnungen für Kühlwasser durch Plastikstücke blockiert oder Propeller durch umhertreibende Synthetiktaue beschädigt werden können, sind diese Materialien vor allem für Netze oder Einrichtungen gefährlich, die in Zuchtfarmen oder beim Fischfang eingesetzt werden. Außerdem sind derartige Abfälle unansehnlich. Aber was dies angeht, können wir alle einen positiven Beitrag leisten. Indem wir uns verantwortungsbewußt verhalten und biologisch nicht abbaubare Abfälle nicht mehr in Flüsse oder ins Meer werfen, können wir zur Sauberkeit und ästhetischen Wirkung einer Ressource beitragen, die sich in der Zukunft durchaus als wertvolle Quelle für Gesundheit und medizinische Produkte erweisen könnte.

Quellenangaben

1 Die Wirkung von getrocknetem Muschelextrakt auf eine induzierte Polyarthritis bei Ratten. Cullen, J. C., Flint, M. A., Leider, J., *New Zealand Medical Journal,* 1975, 81, S. 260–261.

2 Pilotstudie zur Wirkung der grünlippigen Muschel Neuseelands bei rheumatoider Arthritis. Highton, J. C., und McArthur, A. W., *New Zealand Medical Journal,* 1975, 81, S. 261–262.

3 Persönliche Kommunikation von Kosuge, Professor T., Shizuoka, Japan.

4 Pharmakologische Studien an Ratte und Maus, Roche, Japan, 1976, unveröffentlicht.

5 Die Wirkung von Seatone (RO49-0282/100) und Bestandteilen von Seatone auf die etablierte Adjuvans-Arthritis der Ratte. Daum, A., Roche, Schweiz 1976, unveröffentlicht.

6 *Perna canaliculus* bei der Behandlung von Arthritis: Eine vorläufige Studie. Gibson, R. G., und Gibson, S. L. M, unveröffentlichtes Manuskript.

7 Magenschonende und entzündungshemmende Eigenschaften des Extrakts der grünlippigen Muschel *(Perna canaliculus).* Reinsford, K. D., Whitehouse, M. W., Arznei-Forsch/Drug res 30 (11), Nr. 12 (1980), S. 2128–2131.

8 *Perna canaliculus* bei der Behandlung von Arthritis: Bewertung durch klinische Doppelblindversuche. Gibson, R. G., Gibson, S. L. M., Conway, V., Chappell, W., *Practitioner,* 1980, 224, S. 955–960.

9 Die entzündungshemmende Wirkung von *Perna canaliculus* (die grünlippige Muschel Neuseelands). Miller, T. E., Ormrod, D., 1980, *New Zealand Medical Journal,* 1980, S. 187–193.

10 Kurze Berichte: Seatone ist wirkungslos bei rheumatoider Arthritis. Huskinson, E. C., Scot, J., und Bryans, R., *British Medical Journal,* 1981, 281, S. 1358.

11 Private Kommunikation des Royal Melbourne Institute of Technology, 1980.

12 Eine Bewertung der Toxizität eines Extrakts der *Perna canaliculus* (Seatone). 1. Akute und subakute Toxizität. Miller, T. E., Ormrod, D. J., unveröffentlicht.

13 Eine Analyse des teratogenen Potentials eines Extrakts der *Perna canaliculus* (Seatone). Miller, T. E., Wu, H., unveröffentlicht.

14 Eine experimentelle Untersuchung der Pharmakologie und Chemie von Seatone. Couch, R. A. F., *Private Research Fellowship Publication,* 1981.

15 Die entzündungshemmende Wirkung in fraktionierten Extrakten der grünlippigen Muschel. Couch, R. A. F., Omrod, D., Miller, T. E., Watkins, W. B., *New Zealand Medical Journal,* 1982, 720, S. 803–806.

16 *In-Vivo*-Nachweise der prostaglandinhemmenden Wirkung des Extrakts der grünlippigen Muschel Neuseelands. Miller, T. E., Wu, H., *New Zealand Medical Journal,* 1984, 97, S. 355–357.

17 *Perna canaliculus* bei der Behandlung der rheumatoiden Arthritis. Caughey, D. E., Grigor, R. R., Caughey, E. B., Young, P., Gow, P. J., und Stewart, A. W., *Journal of Rheumatoidal Inflammation,* 1983, 6, S. 197–200.

18 Seatone bei rheumatoider Arthritis: Eine sechsmonatige placebokontrollierte Studie. Larkin, J. G., Capell, H. A., und Sturrock, R. D., *Annals of Rheumatic Diseases,* 1985, 44, S. 199–201.

19 Sechsmonatige klinische Doppelblindbewertungen der Wirkungen von Seatone bei spezifischen Arthritis-Patienten, Privatstudie an zwei rheumatologischen Zentren in Frankreich. Bei Niederschrift dieses Buches unveröffentlicht.

20 Seatone bei Arthritis, Brief an *B. M. J.,* 1981, 282, S. 1795.

21 Bewertung der Wirkung von Seatone-Gaben bei »durch Zellen übertragenen Immunmechanismen, festgelegt durch »In-Vitro«- und »In-Vivo«-Analysen der T-Lymphozyten-Funktion. Miller, T. E., Ormrod, D. J., und Findon, G. Privatstudie an der medizinischen Fakultät der Universität von Auckland, 1984.

22 Entzündungshemmende Wirkung von Glykogen, extrahiert aus der *Perna canaliculus* (grünlippige Muschel Neuseelands). Miller, T. E., Dodd, J., Ormrod, D. J., und Geddes, R., *Agents Actions 38,* Konferenz-Sonderausgabe, 1993.

Stichwortverzeichnis

Hädecke Gesundheitsratgeber

Diät – Rat bei Rheuma und Osteoporose
von Olaf Adam

Für Rheumatherapeuten eine Sensation ist das Ergebnis einer Studie des Münchener Mediziners Prof. Dr. med. Olaf Adam von der Staatlichen Orthopädischen Klinik: Eine fleischarme, aber fischreiche Ernährungsform mit viel Gemüse bessert ganz eindeutig das Befinden der Patienten, die an chronischer Polyarthritis (Rheuma) leiden. Die »Rheuma«-Schutzfaktoren in den Fischölfettsäuren wirken entzündungshemmend und schmerzlindernd.
Auf den Ergebnissen dieser Studie ist das neue Diätbuch aufgebaut. Der Leser erfährt alles über die Zusammenhänge von Ernährung und Rheuma und kann aus rund 100 Rezepten auswählen: Frühstück, Mittag- und Abendessen und Zwischenmahlzeiten.
180 Seiten, 10 Farbfotos, 17x24 cm, Paperback, ISBN 3-7750-0249-9

Gut drauf älter werden
von Ralf Sick/Johanniter-Unfall-Hilfe

Gesundheitsvorsorge für die »jungen Älteren«: Kompetenter Rat zur Erhaltung körperlicher und geistiger Mobilität, zur Vorbeugung und Früherkennung von Krankheiten. Richtiges Verhalten im Notfall, damit ältere Menschen sich besser gegenseitig helfen können und um Folgeschäden zu minimieren. Nachsorge und Prävention.
Ein Buch für alle Fälle! Es vermittelt Sicherheit zuhause, in der Freizeit und auf Reisen, Unabhängigkeit und Selbständigkeit im Alter, Lebensqualität.
Ein gut verständlicher, übersichtlicher Ratgeber mit vielen farbigen Abbildungen.
144 Seiten, ISBN 3-7750-0277-4

Lebensmittel-Allergien
von Marlis Weber, Hans-Walter Goll und Bernd Küllenberg

Immer mehr Menschen leiden unter Lebensmittel-Allergien. Dieses Buch hilft mögliche Ursachen zu erkennen und Auslöser – auch die schwer erkennbaren »versteckten« Allergene – mit Hilfe einer vierzehntägigen Suchkost herauszufiltern. Viele Rezepte ohne Milch und Ei bieten Abwechslung ohne wesentliche Entbehrungen. Ein praxisnaher Ratgeber, der für alle Betroffenen von unschätzbarem Wert ist.
135 Seiten, 8 Farbtafeln, Paperback, ISBN 3-7750-0199-9

Kleines Heilkräuter-Lexikon
von Heinz Schilcher

Das preiswerte Arzneipflanzenbuch! Basiswissen zum schnellen Nachschlagen: 60 Heilpflanzen von A bis Z, alle farbig abgebildet, ihre Hauptinhaltsstoffe und Wirkungen, Anwendungsgebiete, Dosierungen und mögliche Kombinationen – alle mit den gesicherten Angaben der Kommission E des Bundesgesundheitsamtes. Unentbehrlich für die Hausapotheke!
159 Seiten, über 60 Farbfotos, Paperback, ISBN 3-7750-0252-9

 HÄDECKE VERLAG · 71256 WEIL DER STADT

Weitere Ratgeber für Ihre Gesundheit, Fitness und die vitale Küche

Gesunde Genüsse
von Christina Kleiner-Röhr

Die leichte Küche unserer Zeit – überzeugend schnell, überraschend einfach und überaus köstlich: Vollwertkost mit wenig Fleisch und viel Gemüse. Ein Buch mit appetitanregenden Farbtafeln, das man sich und anderen gerne schenkt.
152 Seiten.
ISBN 3-7750-0197-7

Vollwertküche für 1 Person
von Marlis Weber

Problemlose Rezepte für den Ein-Personen-Haushalt mit vielen Tips für die Vorratshaltung, Küchentechnik und Resteverwertung.
107 Seiten, 41 Farbfotos.
ISBN 3-7750-0251-0

Vollkornbackbuch
von Marlis Weber

Kernig-köstliche Rezepte aus echtem Schrot und Korn: Brote, Brötchen, pikante oder süße Kuchen und Gebäck.
86 Seiten, 38 Farbfotos.
ISBN 3-7750-0242-1

Kräuterdrinks
von Ernst Lechthaler
mit einem Vorwort von
Dr. med. R. Bachmann

Köstlich gesunde und stimulierende Drinks mit und ohne Alkohol. die Heilkräfte der Natur auf raffinierte Art genießen.
71 Seiten, 70 Farbfotos.
ISBN 3-7750-0270-7

Drinks Vitale
Alkoholfrei genießen
von Ernst Lechthaler
mit einem Vorwort von
Dr. med. R. Bachmann

Der spektakuläre Bildband mit außergewöhnlichen Mixrezepten: frisch gepreßte Früchte, Gemüse und Kräuter als Basis köstlicher Kreationen.
120 Seiten, 130 Farbfotos, großes Bildbandformat.
ISBN 3-7750-0240-5

Fasten – Entgiften – Wohlfühlen
von Dr. med. Robert M. Bachmann

Fitness für Körper, Geist und Psyche durch Wasser/Tee-Fasten, Milch-Semmelfasten, Rohkost- und Saftfasten, begleitende Maßnahmen, Kneipp-Anwendungen und autogenes Training. Aufbau nach der Kur.
Rund 100 Seiten.

Hädecke Bücher erhalten Sie im Buchhandel. Weitere Informationen bitte direkt im Verlag anfordern.

HÄDECKE VERLAG · 71256 WEIL DER STADT